《子午流注针经》考释

杨义腾　杨义清　著

辽宁科学技术出版社
LIAONING SCIENCE AND TECHNOLOGY PUBLISHING HOUSE
拂石医典
FU SHI MEDBOOK

图书在版编目（CIP）数据

《子午流注针经》考释 / 杨义腾，杨义清著. -- 沈阳：辽宁科学技术出版社，2021.9

ISBN 978-7-5591-2132-5

Ⅰ. ①子… Ⅱ. ①杨… ②杨… Ⅲ. ①子午流注－温针疗法 Ⅳ. ①R245.31②R224.3

中国版本图书馆CIP数据核字（2021）第132925号

出版发行：辽宁科学技术出版社
北京拂石医典图书有限公司
地　　址：北京海淀区车公庄西路华通大厦 B 座 15 层
联系电话：010-57262361/024-23284376
E-mail：fushimedbook@163.com
印 刷 者：河北环京美印刷有限公司
经 销 者：各地新华书店

幅面尺寸：145mm×210mm
字　　数：224 千字　　印　　张：8.625
出版时间：2021 年 9 月第 1 版　　印刷时间：2021 年 9 月第 1 次印刷

责任编辑：李俊卿　　责任校对：梁晓洁
封面设计：君和传媒　　封面制作：王东坡
版式设计：天地鹏博　　责任印制：丁　艾

如有质量问题，请速与印务部联系　　联系电话：010-57262361

定　　价：49.00 元

作者简介

杨义腾　台湾文化大学中文博士，中华复兴国术民俗疗法协会理事。专长语言学、文献学、经学，对传统中医学及民俗疗法有所涉略。曾任国立台东大学助理教授、永达技术学院讲师。政治大学国医社、辅仁大学中医社及文化大学养身社指导老师。

杨义清　国立成功大学物理博士，台东大学教授。曾任台东大学研发长、中华民国重力学会理事，国家理论科学研究中心物理组访问学者、国立中央大学客座教授、国家考试典试委员及命题委员。国立台东大学东南亚产学发展研究中心主任、台东县天文协会理事长。专长重力场的能量问题、DNA的热变性、天文史，对民间信仰有所涉略。

关于本书

《子午流注针经》是已知中医学史上最早以干支时间为主的针灸专书。

从中医传统文献来看，子午流注法肇始于宋、完备于元、盛行于明，但原貌却也愈加模糊不清。全书首先说明子午流注法并非出自《黄帝内经》，但仍受其影响。其次辨子午流注法始作者极可能是身分未明的“贾氏”，而非窦汉卿、何若愚、阎明广或窦桂芳等人。再次分别就五输穴、五行、长夏、古今医家解说和三种不同形式的子午流注法等方面逐一辩驳。最后总论各项说明，提出对于子午流注法的两种新想法。书末附上元刊本《子午流注针经》校对。

目　录

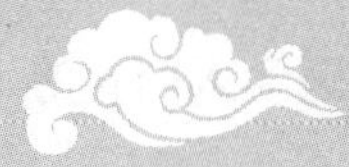

第一篇　论子午流注法不出于《内经》

一、讨论的开始

子午流注法以十二地支表示十二时辰，对应十二经络，经络依时间循环流注。一般都认为此法是出自《黄帝内经》（以下简称《内经》），其实是以讹传讹。

反复查阅《内经》全书有关十二地支的使用，未见用以表示十二时辰与十二经络，更无十二经络依时序流注的记载，故子午流注法并非是出自《内经》。但若言《内经》开启子午流注法的思想与发展，则无法加以否决，书中所展现的天人合一观念自是不可忽略的。

另外，自《内经》开始至宋代有关针刺的医籍及其他相关医籍，如《难经》、《肘后方》、《针灸甲乙经》、《备急千金要方》、《千金翼方》、《铜人腧穴针灸图经》以及《针灸资生经》等，凡谈及针刺之法，无一书提到子午流注。直到明代杨继洲《针灸大成》问世，才出现了有关子午流注法的记载。此外，《普济方》、徐凤《针灸大全》、陈言《杨敬斋针灸全书》、高武《针灸聚英》以及李梴《医学入门》等书也都有相关记录。

二、天人合一与十二次序

子午流注法的思想来源，与传统文化中的“天人合一”“天人感应”之论有关。而《内经》中也有许多记载有关天象、山川、河岳、音律、时间、季节、干支等与脏腑、经脉结合，呈现人与大自然相互结合的现象。

汉代淮南王刘安《淮南子·精神训》提到：**“头之圆也象天，足之方也象地。天有四时、五行、九解、三百六十六日，人亦有四肢、五脏、九窍、三百六十六节。”**稍晚，董仲舒《春秋繁露·人副天数》也论述道：

> 天以终岁之数成人之身，故小节三百六十六，副日数也；大节十二分，副月数也；内有五藏，副五行数也；外有四肢，副四时数也；乍视乍瞑，副昼夜也；乍刚乍柔，副冬夏也；乍哀乍乐，副阴阳也；心有计虑，副度数也；行有伦理，副天地也。此皆暗肤着身，与人俱生，比而偶之弇合。于其可数也，副数；不可数者，副类。皆当同而副天，一也。

又《深察名号》篇说：**“是故事各顺于名，名各顺于天。天人之际，合而为一。”**此说称之为“天人合一”或“天人感应”。

《灵枢·经别》说人合于天道，故**“内有五藏，以应五音、五色、五时、五味、五位也；外有六腑，以应六律。六律建阴阳诸经而合之十二月、十二辰、十二节、十二经水、十二时。”**人有五脏六腑，五脏以应五音、五色、五时、五味、五位；六腑以应六律。《素问·金匮真言论》对于五脏相应之叙述甚详：

> 东方青色，入通于肝，开窍于目，藏精于肝，其病发惊骇，其味酸，其类草木，其畜鸡，其谷麦，其应四时，上为岁星，是以春气在头也，其音角，其数八，是以知病之在筋也，其臭臊。
>
> 南方赤色，入通于心，开窍于耳，藏精于心，故病在五藏，其味苦，其类火，其畜羊，其谷黍，其应四时，上为荧惑星，是以知病之在脉也，其音征，其数七，其臭焦。
>
> 中央黄色，入通于脾，开窍于口，藏精于脾，故病在舌本，其味甘，其类土，其畜牛，其谷稷，其应四时，上为镇星，是以知病之在肉也，其音宫，其数五，其臭香。
>
> 西方白色，入通于肺，开窍于鼻，藏精于肺，故病在背，其味辛，其类金，其畜马，其谷稻，其应四时，上为太白星，是以知病之在皮毛也，其音商，其数九，其臭腥。
>
> 北方黑色，入通于肾，开窍于二阴，藏精于肾，故病在谿，其味咸，其类水，其畜彘，其谷豆，其应四时，上为辰星，是以知病之在骨也，其音羽，其数六，其臭腐。

上述内容表达了五脏与五音、五色、五行、五星、五时、五味、五方等关联。这些看似毫无关系的事物，通过“天人合一”或“天人感应”的理论彼此相连在一起，体现了古人的医学理念。透过下表，我们可以更清晰地了解《素问》所表达的相关内容。

五藏	五音	五色	五行	五星	五时	五味	五方
肝	角	青	木	岁星（木星）	春	酸	东
心	徵	赤	火	荧惑星(火星）	夏	苦	南
脾	宫	黄	土	镇星（土星）	仲夏	甘	中
肺	商	白	金	太白星(金星）	秋	辛	西
肾	羽	黑	水	辰星（水星）	冬	咸	北

汉代刘向《说苑·辨物》中说：“**五星者，一曰岁星，二曰荧惑，三曰镇星，四曰太白，五曰辰星**。……**五星之所犯，各以金木水火土为占**。”五星者，岁星（木星）、荧惑星（火星）、镇星（土星）、太白（金星）、辰星（水星）以五行含括，而又与五脏、五色等同论之。

回看上引《灵枢·经别》的内容：“六律”、“阴阳诸经”、“十二月”、“十二辰”、“十二节”、“十二经水”、“十二时”等。“阴阳诸经”指手足三阴三阳共十二条经络，分别为：手三阴经（手太阴肺经、手厥阴心包经、手少阴心经）、手三阳经（手阳明大肠经、手少阳三焦经、手太阳小肠经）、足三阳经（足阳明胃经、足少阳胆经、足太阳膀胱经）、足三阴经（足太阴脾经、足厥阴肝经、足少阴肾经）。

关于“十二月”，《灵枢·五乱》中说：“**经脉十二者，以应十二月；十二月者，分为四时；四时者，春夏冬秋，其气各异**。”十二经脉相对应于十二个月份，可分为春、夏、秋、冬四个季节。春建“寅卯辰”，夏建“巳午未”，秋建“申酉戌”，冬建“亥子丑”。故十二经脉可依四季而分，只是《内经》没有明确的记载。“十二节”，即二十四节气中的“冬至、大寒、雨水、春分、谷雨、小满、夏至、大暑、处暑、秋分、霜降、小雪”，此十二个节气，又称“十二中气”。“十二月”、“十二节”、“四季”皆为一年中的节气、月令。

“十二辰”即十二地支，北宋沈括《梦溪笔谈·象数》中说：**“十二支谓之十二辰。”**十二时，即一昼夜，分别为夜半、鸡鸣、平旦、日出、食时、隅中、日中、日昳、晡时、日入、黄昏、人定十二个时辰。“十二辰”、“十二时”皆为一日昼夜的时辰，对应十二地支则为：

十二地支	子	丑	寅	卯	辰	巳	午	未	申	酉	戌	亥
十二时辰	夜半	鸡鸣	平旦	日出	食时	隅中	日中	日昳	晡时	日入	黄昏	人定
十二节气	冬至	大寒	雨水	春分	谷雨	小满	夏至	大暑	处暑	秋分	霜降	小雪

关于“十二经水”，《素问·离合真邪》中说：**“夫圣人之起度数，必应于天地，故天有宿度，地有经水，人有经脉。”**意为圣人制定经脉循行之数，必符合天地变化之数，天有二十八星宿，周天三百六十五度；地有十二条河水，人则有十二经脉。《灵枢·经水》则详说此事：十二经水有大小、深浅、广狭、远近之不同，十二经脉亦是远近浅深，水血之多寡。故足太阳合清水、足少阳合渭水、足阳明合海水、足太阴合湖水、足少阴合汝水、足厥阴合渑水、手太阳合淮水、手少阳合漯水、手阳明合江水、手太阴合河水、手少阴合济水、手心主合漳水。不光《内经》有水与人体经脉的描述，《管子·水地》也说：**“水者，地之血气，如筋脉之通流者也。”**又说：**“人，水也。男女精气合，而水流形。”**而生五味、五脏、五肉，后发于九窍，至十月而生孕，生而目视耳听心虑。姑且不论《水地》篇这段文字的描述是否与《内经》相合，但它们以水比喻人体经脉的观念、思维却是相同的。

《素问》、《灵枢》皆言六腑应六律。“六律”是古代的音律，分为六阳律（黄钟、太簇、姑洗、蕤宾、夷则、无射）和六阴律（大吕、夹钟、仲吕、林钟、南吕、应钟）。六阳律与六阴律相互配合，能发出许多声音，周而复始，循环无端，如同十二经脉在周身循环一般。《史记》卷二十五中说：**“制事立法，物度轨则，壹禀于六律，六律为万事根本焉。”**盖古人以音律之有节奏，引作治国之法，谨慎权衡，详审轻重。《淮南子·本经训》中说：**“六律者，生之与杀也，赏之与罚也，予之与夺也，非此无道也。故谨于权衡准绳，审乎轻重，足以治其境内矣。”**又说：**“用六律者，伐乱禁暴，进贤而退不肖，扶拨以为正，壤险以为平，矫枉以为直，明于禁舍开闭之道，乘时因势，以服役人心也。”**

音律的概念不仅可作为治国的法则，还可与月令、干支、时辰、天象与星辰等自然现象相合。《史记》卷二十五对此有详细的记载，因原文颇长，我们改引宋代朱震《汉上易传卦图》卷中〈十二律通五行八正之气图〉的简述来看：

不周风居西北，东壁居不周风，东至于营室，至于危，十月也，律中应钟，其于十二子为亥。

广莫风居北方东至于虚，东至于须女，十一月也，律中黄钟，其于十二子为子，其于十母为壬癸，东至牵牛，东至于建星，十二月也，律中大吕。

条风居东北，南至于箕，正月也，律中太簇，其于十二子为寅，南至于尾，南至于心，南至于房。

明庶风居东方，二月也，律中夹钟，其于十二子为卯，其终十母为甲乙，南至于氐，南至于亢，南至于角，三月也，律中姑洗，其终十二子为辰。

清明风居东南，维西至于轸，西至于翼，四月也。

律中仲吕，其于十二子为巳，西至于七星，西至于张，西至于注，五月也，律中蕤宾。

景风居南方，其于十二子为午，其于十母为丙丁，西至于弧。

凉风居西南维，六月也，律中林钟，其于十二子为未，北至于罚，北至于参，七月也，律中夷则，其于十二子为申，北至于浊，北至于留，律中南吕，其于十二子为酉。

阊阖风居西方，其于十母为庚辛，北至于胃，北至于娄，北至于奎，九月也，律中无射，其于十二子为戌。

“八方”即四正四隅，八个方向所吹之风即为八风。《史记》、《汉上易传卦图》所说的八风与《内经》所说的八风在名称上不同。《灵枢·九宫八风》所说的八风依次为：南方大弱风、西南方谋风、西方刚风、西北方折风、北方大刚风、东北方凶风、东方婴兀风、东南方弱风。

《素问·金匮真言论》中说，八风出现在相应的时间是不伤人的。但《灵枢·岁露论》更进一步阐述道：**“贼风邪气之中人也，不得以时，然必因其开也，其入深，其内极病，其病人也。”**也就是说，即便八风在对应的时间出现，但如果人体的体质衰弱，腠理开泄，使得风侵入深处，也会引发疾病。

另外，文中提到的**“东至于营室，至于危”**、**“东至于须女”**、**“东至牵牛，东至于建星”**、**“南至于尾，南至于心，南至于房”**中的星宿名称，这属于古代天文学的范畴。古人将天分为三垣四象。所谓“四象”，即东方青龙、西方白虎、南方朱雀、北方玄武。每一象有七宿，四象共二十八宿。这些星宿古人也用来表达时间。《淮南子·天文训》中说：**“星，正月建营室，二月建奎、娄，三月建胃，四月建毕，五月建东井，六月建张，七月建翼，八月建亢，九月建房，十月建尾，十一月建牵牛，十二月建虚。”**1978年，湖北随州的战国曾侯乙墓出土了绘有二十八宿图像的漆箱盖，考古学者根据漆箱亢宿下方写有“甲寅三日”推算出了曾侯乙的卒年。

朱震依据《史记》的记载绘制了〈十二律通五行八正之气图〉，图中包含音律、十二月、干支、八风、二十八星宿等。

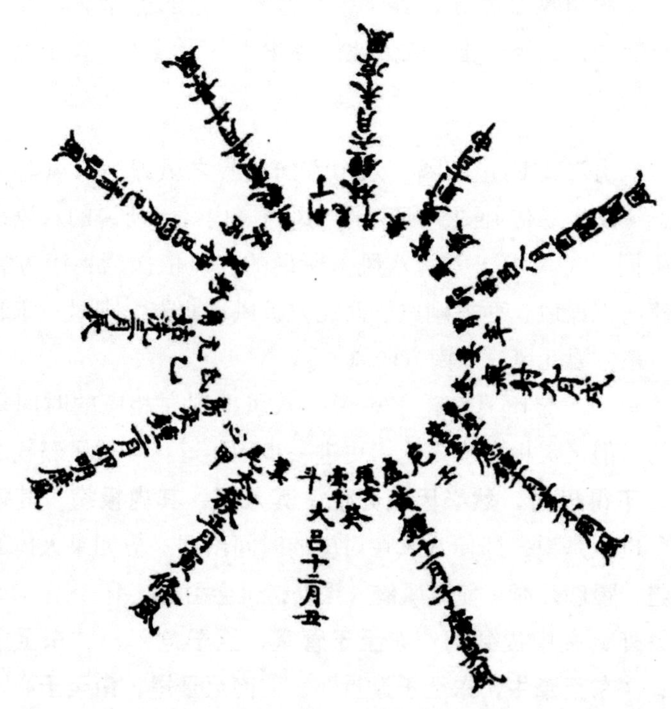

（图引自：宋代朱震《汉上易传卦图》卷中〈十二律通五行八正之气图〉）

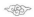

朱震〈十二律通五行八正之气图〉看似与中医学无关，但《灵枢·卫气行》黄帝问岐伯卫气之行与出入之合，岐伯回答说：**“岁有十二月，日有十二辰，子午为经，卯酉为纬。天周二十八宿，而一面七星，四七二十八星。房昴为纬，虚张为经。是故房至毕为阳，昴至心为阴。阳主昼，阴主夜。故卫气之行，一日一夜五十周于身，昼日行于阳二十五周，夜行于阴二十五周，周于五藏。”**这段话说明，十二地支中，卯、辰、巳、午、未、申六个时辰为阳为白天，在星象上便是从房宿至毕宿；酉、戌、亥、子、丑、寅六个时辰为阴为黑夜，在星象上便是从昴宿至心宿。卫气一日一夜循行全身五十周次，白天从卯到申二十五周次，黑夜从酉到寅二十五周次。

以十二地支作主轴，可将上述所讨论到的昼夜、四季、十二月、十二节、十二时、十二律以及四象二十八宿制成如下表格。

地支	子	丑	寅	卯	辰	巳	午	未	申	酉	戌	亥
昼夜	夜			昼						夜		
四季	冬	冬	春	春	春	夏	夏	夏	秋	秋	秋	冬
十二月	十一月	十二月	一月	二月	三月	四月	五月	六月	七月	八月	九月	十月
十二节	冬至	大寒	雨水	春分	谷雨	小满	夏至	大暑	处暑	秋分	霜降	小雪
十二时	夜半	鸡鸣	平旦	日出	食时	隅中	日中	日昳	晡时	日入	黄昏	人定
十二律	黄钟	大吕	太簇	夹钟	姑洗	仲吕	蕤宾	林钟	夷则	南吕	无射	应钟
四象	北方玄武		东方青龙			南方朱雀			西方白虎			北方玄武

续表

二十八宿	虚	牛	尾	房	亢	翼	星	鬼	觜	昂	娄	室
五位	北			东			南			西		
五脏	肾			肝			心			肺		

看似一切都顺理成章，天、人两边完美结合，但细分之，十二律可以与十二地支、十二月、十二节和四象二十八宿相呼应，却与十二时是不相合的。十二律的排列顺序是一阳一阴，对应于十二节、十二月与十二地支都是分阴阳的。然而，十二时从日出至晡时为昼为阳，日入到平旦为夜为阴。以白昼而言，夹钟、仲吕、林钟属六阴律；从黑夜来看，黄钟、太簇、无射则为六阳律。

若从十二时的角度看，其与十二月、十二节及十二律无法配合，但却可与十二地支、四象二十八宿相应。而透过十二地支、四象二十八宿的关系，又可将本来无法相应的几组事项搭配起来。

传统中医学透过“天人合一”、“天人感应”之说，将许多看似不相干的事项结合在一起。而结合的关键则是这不可思议的“十二”次序，十二地支、十二月、十二节、十二时、十二律，其数皆是“十二”。“十二等分”在历法与计时上起了主要的作用，然而“十二等分”却又恰恰非常容易在圆形上面呈现，这属于数学中几何学的范畴。若以数学较为的角度来看，“十二等分”应当出现在几何学发展较为兴盛的西方文明中，这个论点在相当程度上呼应了郭沫若《释支干》一文中提出的中国之十二辰源自由巴比伦传入的黄道十二宫之主张。

我们也可以换个角度来思考，上述每一事项都是透过数、象的结合而成。《白虎通义》卷三〈五行〉中说：**“少阳见寅，寅者，演也，律中大蔟，律之言率，所以率气令生也；卯者，茂**

也，律中夹钟。……少阴见于申，申者，身也，律中夷则；壮于酉，酉者，老物收敛，律中南吕。”其十二支与十二律的搭配与上表是相符合的。《太玄·太玄数》中说：**“为东方，为春，日甲乙，辰寅卯，声角，色青，味酸。……为西方，为秋，日庚辛，辰申酉，声商，色白，味辛。”**这与上述的十二支、四季、五音、五色和五味的搭配是一样的。

古人将这种“天人合一”“天人感应”的理论，加入中医学理论中，形成了中医学与阴阳学思想的交汇。阴阳家的思想加入医学中是否合适？这是另一个很大的议题。然而，司马迁《史记》引其父司马谈〈论六家要旨〉列“阴阳家”为六大学派之首；班固在《汉书·艺文志》中将“阴阳家”列为九流之一。这些都显示阴阳家的学说在当时是极受重视的。

三、《内经》中十二地支的含义

《内经》中并无十二地支与十二经络搭配的相关记述。整理《内经》书中十二地支的使用情况来看，大约可以分为三种：年岁、月份、节令。基本上仍是用以表达时间，但并没有用来表达十二时辰。

1.表示年岁

《素问·天元纪大论》曰：

> 鬼臾区曰：子午之岁，上见少阴。丑未之岁，上见太阴。寅申之岁，上见少阳。卯酉之岁，上见阳明。辰戌之岁，上见太阳。巳亥之岁，上见厥阴。

“子午之岁，上见少阴”，即逢子年、午年，少阴司天在上。子年即六十甲子中的甲子年、丙子年、戊子年、庚子年、壬子年，午年即甲午年、丙午年、戊午年、庚午年、壬午年。故子午之岁共有十年。这十年为少阴司天，《素问·五常政大论》说少阴司天的这十年**“热气下临，肺气上从，白起金用，草木眚，喘呕寒热，嚏鼽衄鼻窒，大暑流行”**。也就是说，少阴司天是大暑流行，容易产生肺热的病症，表现为喘咳、呕吐、喷嚏、鼽衄、鼻窒等。

《素问·六微旨大论》曰：

> 木运临卯，火运临午，土运临四季，金运临酉，水运临子，所谓岁会，气之平也。

“岁会”的意思是说，该年岁运的五行属性与岁支的五方正位相同，即木运遇卯年，火运遇午年，土运遇辰、戌、丑、未年，金运遇酉年，水运遇子年。用六十甲子年的说法：木运遇丁卯年，火运遇戊午年，土运遇甲辰年、甲戌年、己丑年、己未年，金运遇乙酉年，水运遇丙子年，共计八年。

又曰：

> 帝曰：六气应五行之变何如。岐伯曰：位有终始，气有初中，上下不同，求之亦异也。帝曰：求之奈何。岐伯曰：天气始于甲，地气始于子，子甲相合，命曰岁立，谨候其时，气可与期。

“天气始于甲，地气始于子，子甲相合，命曰岁立”，这是由十天干与十二地支搭配而成的六十甲子，即六十年为一循环。中医学上称之“五运六气学说”，简称“运气学说”或“运气”。这是一套运用阴阳五行生克制化理论，搭配干支六十甲子，研究疾病与季节、气候变化关系的学说。

上三例有关十二地支的使用，皆是与十天干组合而成六十甲子年，所表示的是年岁。以六十年为一循环，又称“六十花甲子”。

但有一点必须说明，五运六气学说主要分布于《素问》的〈天元纪大论〉、〈五运行大论〉、〈五常政大论〉、〈六微旨大论〉、〈六元正纪大论〉、〈气交变大论〉、〈至真要大论〉等七篇文章中。唐代王冰在注释《素问》时，声称此七篇是失传的内容，故而补入的。

2.表示月份

《素问·脉解》云：

> 阳明所谓洒洒振寒者，阳明者午也，五月盛阳之阴也，阳盛而阴气加之，故洒洒振寒也。

此“午”并非时间上的“午时”（上午十一点至下午一点），而是指五月。《灵枢·阴阳系日月》云：

> 寅者，正月之生阳也，主左足之少阳；未者，六月，主右足之少阳。卯者，二月，主左足之太阳；午者，五月，主右足之太阳。辰者，三月，主左足之阳明；巳者，四月，主右足之阳明。此两阳合于前，故曰阳明。申者，七月之生阴也，主右足之少阴；丑者，十二月，主左足之少阴；酉者，八月，主右足之太阴；子者，十一月，主左足之太阴；戌者，九月，主右足之厥阴；亥者，十月，主左足之厥阴。

上述内容是整部《内经》中，唯一详细说明地支与经络的搭配之处。但此处的十二地支表示的并不是时辰，而是月份。另外，十二经络的描述只有足部三阴三阳，分左右足共十二，而不是手足三阴三阳。制表如下：

地支	月份	经脉
子	十一月	左足之太阴（脾）
丑	十二月	左足之少阴（肾）
寅	正月	左足之少阳（胆）
卯	二月	左足之太阳（膀胱）
辰	三月	左足之阳明（胃）
巳	四月	右足之阳明（胃）
午	五月	右足之太阳（膀胱）
未	六月	右足之少阳（胆）
申	七月	右足之少阴（肾）
酉	八月	右足之太阴（脾）
戌	九月	右足之厥阴（肝）
亥	十月	左足之厥阴（肝）

3.表示节令

《灵枢·九针论》云：

> 冬夏之分，分于子午，阴与阳别，寒与热争。……阴阳四时而合十二经脉，虚邪客于经络而为暴痹者也。

又在〈经别〉篇：**“阴阳诸经而合之十二月、十二节。”**与〈五乱〉篇：**“经脉十二者，以应十二月。十二月者，分为四时，四时者，春夏冬秋。”**十二月分四季，冬夏为子午，春秋为卯酉，又与十二节（即十二中气）相合。如图所示：

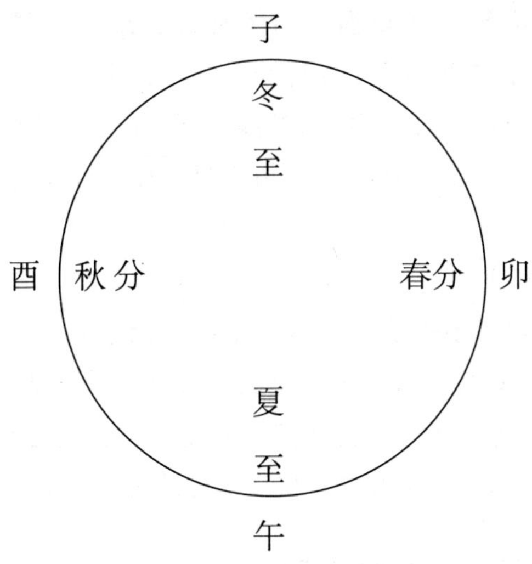

十二地支与十二中气的结合如下表所示：

地支	节气
子月	冬至
丑月	大寒
寅月	雨水
卯月	春分
辰月	谷雨
巳月	小满
午月	夏至
未月	大暑
申月	处暑
酉月	秋分
戌月	霜降
亥月	小雪

《九针论》、《经别》与《五乱》篇中，虽然也分别提到可以**“合十二经脉”**，却没有进一步说明是怎样合的。而《灵枢·阴阳系日月》中虽有说明，但其十二经脉却是配足部三阴三阳，再分左右足而成，与手足三阴三阳的十二经脉是不相同的。

在《内经》中，十二地支的使用在于年、月与节气，且没有与手足三阴三阳搭配的记载。最重要的是，《内经》中对于十二地支并没有用于表示十二时辰。所以说子午流注法出自《内经》，绝对是错误的。但《内经》对于子午流注法的发展与影响则是有的，而且应当是起了直接、重要的影响。

四、使用天干地支表示脏腑

以干支来表示脏腑的运用，在子午流注法或是子午流注针法中都是重要的一环。地支在《内经》不表示脏腑，这在本章前述内容已说明。那么，天干在《内经》中是否表示脏腑呢？我们只在《灵枢·阴阳系日月》中找到一段看似以天干表示脏腑的文字：

> 甲主左手之少阳，己主右手之少阳；乙主左手之太阳，戊主右手之太阳；丙主左手之阳明，丁主右手之阳明，此两火并合，故为阳明。庚主右手之少阴，癸主左手之少阴；辛主右手之太阴，壬主左手之太阴。

手少阳为三焦，手太阳为小肠，手阳明为大肠，手少阴为心，手太阴为肺。上述五个脏腑与天干的关系可制表如下：

天干	经脉（脏腑）
甲	左手之少阳（三焦）
乙	左手之太阳（小肠）
丙	左手之阳明（大肠）
丁	右手之阳明（大肠）
戊	右手之太阳（小肠）
己	右手之少阳（三焦）
庚	右手之少阴（心）
辛	右手之太阴（肺）
壬	左手之太阴（肺）
癸	左手之少阴（心）

前述地支（表示月份）曾引《灵枢·阴阳系日月》，十二地支所示为左右足六阴六阳，与此天干表示左右手四阴六阳（缺左右手厥阴）合并来看，与今后所见的子午流注法中，天干地支所代表的十二经脉意义完全不同。〈阴阳系日月〉篇中，天干表示手部经脉，地支表示足部经脉，天干加地支才能勉强完整表示五脏六腑。而子午流注法中，天干与地支各自皆可表示五脏六腑。

金元至明代的针灸医书中，可以看到大量使用天干或地支表示十二脏腑或十二经脉的文字，这在后面的章节中会提到。但大约在何时才开始出现以天干或地支表示十二脏腑或十二经脉的呢？顺着时间从《内经》往下找，《难经》、《针灸甲乙经》与《备急千金要方》等医书中，也没有看到这样的描述。宋代的两部针灸专书，王惟一的《铜人腧穴针灸图经》与王执中的《针灸资生经》，或是窦材之的《扁鹊心书》、许叔微的《普济本事方》等，也不曾见到。但很奇怪的是，宋代的术数书籍却出现了我们想要寻找的内容。

徐大升的《渊海子平》卷三〈论疾病〉中说：

> 且如生命，天干内腑所属，诗曰：甲肝乙胆丙小肠，丁心戊胃己脾乡，庚是大肠辛属肺，壬是膀胱癸肾藏。天干外肢所属：甲头乙项丙肩求，丁心戊胁己属腹，庚系人脐辛为股，壬胫癸足自来求。子疝气，丑肚腹，寅臂肢，卯目手，辰背胸，巳面齿，午心腹，未脾胸，申咳疾，酉肝脯，戌背肺，亥头肝。

“甲肝乙胆丙小肠，丁心戊胃己脾乡，庚是大肠辛属肺，壬是膀胱癸肾藏”正是子午流注法中天干与脏腑相配的说法。至于地支的部分则较不明显，子午流注法中地支与脏腑的搭配是：寅属肺，卯属大肠，辰属胃，巳属脾，午属心，未属小肠，申属膀胱，酉属肾，戌属心主，亥属三焦，子属胆，丑属肝。与《渊海子平》的描述不相合。明代万民英《三命通会》卷七〈论疾病先知五脏六腑所属干支〉延续并充实了《渊海子平》中的说法：

> 甲胆乙肝丙小肠，丁心戊胃己脾乡；庚是大肠辛属肺，壬系膀胱癸肾藏；三焦亦向壬中寄，包络同归入癸乡。
>
> 甲头乙顶丙肩求，丁心戊肋己属腹；庚是脐轮辛属股，壬胫癸足一身由。
>
> 子属膀胱水道耳，丑为胞肚及脾乡；寅胆发脉并两手，卯本十指内肝方；辰土为皮肩胸类，巳面咽齿下尻肛；午火精神司眼目，未土胃脘膈脊梁；申金大肠经络肺，酉中精血小肠藏；戌土命门腿踝足，亥水为头及肾囊；若依此法推人病，歧伯雷公也播扬。
>
> 午头巳未两肩均，左右二膊是辰申；卯酉双肋寅戌

腿，丑亥属脚子为阴。

干首坤腹坎耳俦，震足巽股艮手留；兑口离目分八卦，凡看疾病此推求。

依据《三命通会》的说法，地支与脏腑有明确搭配者为“子属膀胱，丑为脾，寅为胆，卯为肝，午为心，未为胃，申大肠，酉小肠，戌命门，亥为肾。”其中**“辰土为皮肩胸类”**、**“巳面咽齿下尻肛”**没有较明确的用字或五行属性，较难判断所搭配的脏腑为何。

至此大概可以推测，使用天干地支代表人体及脏腑的现象始于宋代。这可能与宋代术数《易》理的兴盛有关，带动了相术命理等相关发展，也影响了中医学。后续篇章将提到子午流注法的文献与操作，其中都包含术数《易》理的观念在其中。

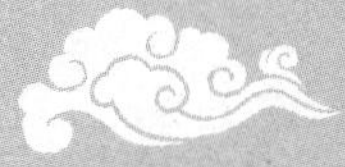

第二篇 《子午流注针经》一书及其作者

一、有关明代医书的记载

子午流注法以十二地支表示十二时辰，对应十二经络。一般认为此法出自《内经》，前章已说明此为以讹传讹。

《内经》作为传统中医学目前最早的一巨作，千余年来，凡是中医学著作必沿袭其思维，凡是中医学家也必言及此书。但自《内经》之后，汉代的《难经》，魏晋时期的《肘后方》、《针灸甲乙经》，唐代的《备急千金要方》、《千金翼方》，以及宋代的《铜人腧穴针灸图经》、《针灸资生经》等医书中，凡谈及针刺之法，无一书提到过子午流注法。

到了明代，杨继洲《针灸大成》问世，才出现了有关子午流注法的记载。此外，《普济方》、徐凤《针灸大全》、陈言《杨敬斋针灸全书》、高武《针灸聚英》以及李梴《医学入门》等书也都有相关记述，只是这些书都不如杨继洲《针灸大成》为众人所知。

《针灸大成》总结明代以前的针灸学说，其书中卷五〈论子午流注法徐氏〉对子午流注作了简介：

> 子午流注者，谓刚柔相配，阴阳相合，气血循环，时穴开阖也。何以子午言之？曰：子时一刻，乃一阳之生；至午时一刻，乃一阴之生，故以子午分之，而得乎中也。流者，往也。注者，住也。

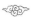

过午夜子时一刻后，阳气渐旺盛；日中过午时一刻后，阴气渐转盛。子为阳，午为阴，一阴一阳相互调合，以见人身与天地子午相为通。

杨继洲在“论子午流注法”题名之后加上“徐氏”，又在卷五《徐氏子午流注逐日按时定穴歌》中亦称“徐氏”，对于资料来源没有说明，也未明言“徐氏”为何人。考明代众多医书中有徐凤《针灸大全》，该书卷五〈论子午流注之法〉载道：

> 夫子午流注者，刚柔相配，阴阳相合，气血循环，时穴开阖也。何以子午言之？曰：子时一刻，乃一阳之生，至午时一刻，乃一阴之生，故以子午分之，而得手中也。流者，往也。注者，住也。

与杨继洲的文字仅三字之差：徐凤有“夫”、“谓”二字，**“而得手中也”**杨继洲作**“而得乎中也”**。

徐氏〈论子午流注之法〉的章节内容分别为：〈论子午流注法〉、〈五虎建元日时歌〉、〈十二经纳天干歌〉、〈十二经纳地支歌〉、〈十二经之原歌〉、〈子午流注十二经井荥俞原经合歌〉、〈子午流注逐日按时定穴诀〉等七篇。

杨继洲《针灸大成》中则有：〈徐氏子午流注逐日按时定穴歌〉、〈十二经纳干支歌〉、〈流注图〉、〈论子午流注法徐氏〉、〈流注开阖《医学入门》〉、〈流注时日〉、〈脏腑井荥俞经合主治《聚英》〉、〈十二经是动所生病补泻迎随《聚英》〉、〈十二经之原歌〉、〈十二经病井荥俞经合补虚泻实〉等十篇。从这十篇中可以看出，杨继洲参考过李梴的《医学入门》与高武的《针灸聚英》。

两书的差别在于：徐凤将子午流注的记载集中在一卷，而杨继洲则是分散在各卷中。以编辑的方式而言，徐凤的方式是比较好的，可以很清楚地了解子午流注的内容；而杨继洲的编辑方式是分散在各卷，故必须逐卷寻找，容易有遗漏之憾，也容易产生误解。

四部医籍皆成书于明代，时间先后为：徐凤《针灸大全》约成于明英宗正统四年（1439年）；高武《针灸聚英》约成于明世宗嘉靖八年（1529年）；李梴《医学入门》约成于万历三年（1575年）；最后是杨继洲《针灸大成》，约成于明神宗万历二十九年（1601年）。从时间上来看，徐凤成书较早，影响另三人；而杨继洲成书最晚，其著作当多有承袭前人之说。

关于子午流注法，徐凤《针灸大全》卷五〈论子午流注之法〉末说：

> 上子午流注之法，无以考焉。虽《针灸四书》所载，尤且不全。还元化本之理，气并所纳之穴，俱隐而不具矣。

对于子午流注之法，徐凤说已无所考，只知是出自《针灸四书》，但却未说明此书来历及作者为何。高武《针灸聚英》卷二〈子午流注穴开阖〉说道：

> 上子午流注开阖时，原有方圆二图，今直录之，以便记诵。……大抵书之有图， 所以彰明其理耳，今反晦之，是以不录。窦氏《井荥俞经合应日开阖》有图有

说。今人泥其图而不详其说，妄言今日某日，某时其穴开，凡百病皆针灸此开穴，明日某日，某时其穴开，凡百病针灸明日开穴，误人多矣。今去其图，直录其说，使人知某病宜针灸某经某穴，当用某日某时开方针。

又在卷四下〈子午流注逐日按时定穴歌〉中说：

上〈流注歌〉，徐氏所撰。还原化本之理，血气所纳之穴，斯昭昭矣。

依据高武所说，子午流注穴开阖原有方圆二图，但因后人只重图，疏忽文字，故删除方圆二图。而考徐凤《针灸大全》也无此方圆二图，可见徐氏并非子午流注法的首创者。但子午流注开阖方圆二图也不是高武所删除，毕竟徐凤早于高武，所以方圆二图被删除的原因也未必如高武所说。高武与杨继洲皆言〈子午流注逐日按时定穴歌〉为徐氏所作，此歌应当是徐凤心得所成。

而高武又言到**“窦氏〈井荥俞经合应日开阖〉有图有说”**，卷首〈凡例〉云：**“针灸书惟《明堂》、《铜人》、《千金》、《济生拔萃》、窦氏《流注》、《子午》尽好，其余愈出愈下，不合《素问》、《难经》者多。各附以发挥。”**卷二又有〈窦氏八法〉，此“窦氏”何许人？从《针灸聚英》中可以查找到四处相关文字：

上〈流注指微赋〉，窦桂芳撰次，今自《子午流注针经》辑录于此。（卷四上〈流注指微赋〉文末）

上〈标幽赋〉，窦汉卿所撰，今自《针经指南》表录于此。（卷四上《标幽赋》文末）

上〈六十六穴歌〉，窦桂芳原有七言叶句，今录五言者，便于记诵也，其治证相同耳。（卷四下〈六十六穴阴阳二经相合相生养子流注歌〉文末）

或问《素》、《难》、长沙、东垣、窦汉卿、窦桂芳针法何如？曰："《素问》犹五经之载道，《难经》犹《易》之〈十翼〉，发明《素问》、长沙、东垣濂洛关闽之精思力践，二窦犹老、列、荀、扬文。虽曰体道，不能无偏倚驳杂。要之《素问》、长沙、东垣如美玉，而二窦诚为有瑕之璧也。"（卷四下〈附辨〉）

高武所说"窦氏"，分别为窦汉卿、窦桂芳两人。而在徐凤《针灸大全》中，也找到两处相关文字：

此先师叹圣贤之古远，针道之渐衰。理法幽深，难造其极，复以谦逊之言以结之。吁，窦太师乃万世之师，穷道契玄尚且谦，言以示后学、示之徒，知一二而自矜自伐者，岂不愧哉。（卷二《标幽赋》文末）

窦太师针道之书，梓岐风谷飞经走气补泻之法，游江湖间，以之参问他师，皆不过能谈其概，及求精微之妙，百不一二。……俟他日有窦汉卿复出，而攻之熟，造之深，得于心而应手，显用光大，必念乎今之删繁撮简成文者谁欤。（卷五《金针赋序》）

除这两处文字外，《针灸大全》卷四〈窦文贞公八法流注〉所提到的八个穴位，与《针灸聚英》卷二〈窦氏八法〉完全一样[1]。高武所称“窦氏”有两个人：窦汉卿与窦桂芳。而徐凤书中所称有窦汉卿、窦太师与窦文贞公。

考《元史》卷一百五十八〈窦默传〉：**“窦默，字子声，初名杰，字汉卿，广平肥乡人。**”窦默生于金明昌七年（1196年），卒于元至元十七年（1280年）。元世祖忽必烈曾诏命任职昭文馆大学士，封魏国公，后又任太子太傅。逝后追赠太师，封为魏国公，谥号为文正公[2]，后人尊称窦太师。〈标幽赋〉即出自窦默《针经指南》一书。故徐凤书中所称窦汉卿、窦太师与窦文贞公，实为同一人。而高武所称“窦氏”之一的窦汉卿，可能是窦桂芳之父（亦名窦汉卿，详见下文）。而窦默是否为子午流注法的始创者？此事徐、高二人书中并未明言。

高武所说的另一位“窦氏”——窦桂芳，此人生卒年不可考，徐凤书中〈论子午流注之法〉所说《针灸四书》即出自窦桂芳之手。《普济方》卷四百九有三篇今《针灸四书》所缺漏的序文，其中窦桂芳〈流注针经序〉说道：

> 针灸有刼病之功，其言信矣。针必明其孔穴，灸必定其尺寸。孔穴明，尺寸定，则膏之上，肓之下，何患乎厥疾之弗瘳欤。在昔孙公真人有曰：“为医知药而不知针，知针而不知灸，不足以为上医。必也药与针灸三者俱通，始可与言医也矣。”余先君汉卿公，以药与艾

1　八穴分为四组，分别为“公孙、内关”“列缺、照海”“足临泣、外关”“后溪、申脉”。此四组八穴即今所说的“灵龟八法”，在本书〈七、对子午流注法的新想法〉第三节〈从八脉交会穴的现象看子午流注法〉对此有更进一步的讨论。

2　文正，本作“文贞”。最早出现在唐代魏徵的谥号“文贞”。而后因为避讳宋仁宗赵祯之名，故改文贞为文正。

见重大夫，如雨岩吴宪，与以借补宪司官医助教之职。达齐游宪，亲为书其药室曰活济堂。至元丙子以来，余挟父术游江淮，得遇至人授以针法，且以《子午流注针经》、《窦汉卿针经》、《指南》三书见遗，拜而受之。珍藏玩味，大进益。且喜其姓字、医术与先君同也，因是作而言曰：南北有二汉卿，同姓同字，而为医亦同也。北之汉卿得行道针法精于八穴以愈疾，名显于世，官至太师。南之汉卿隐居求志，惟以药与艾，推而积活人济世之阴功。由是观之，则信矣。南北气质之不同，而达则为相；不达则为医，亦其志之出处异矣。今将面授针法已验《指南》之书，牛提举所刊《窦汉卿针经》，二本参究订误，遗与《子午流注针经》，及家世所藏《黄帝明堂灸经》、庄季裕所集《灸膏肓法穴》。四者之书，三复校正，一新板行，目是书曰《针灸四书》，乐与四方医士共宝之。凡我同志留心是书，则药与针灸三者并通，庶可进而为上医之士，亦可无负于孙真人之垂训欤，谨书以纪此本末云。

至大辛亥建安静斋窦柱方序。

从序文中可知，窦桂芳[3]，字静斋，建安（今福建）人。其父窦汉卿善用药与艾灸，与撰《针经指南》之窦太师同姓同字。元武宗至大四年（1311年）辛亥，窦桂芳将《子午流注针经》、窦默《针经指南》、庄绰《灸膏肓腧穴法》以及家中所藏《黄帝明堂灸经》及自撰《针灸杂说》，合刊题名《针灸四书》梓印行

3 《普济方》中作“窦柱方”，但考元至大刻本《子午流注针经》则是“窦桂芳”，本文依元至大刻本。

世。

现将《普济方》卷四百九中另外两篇序文一并抄录于下。一是阎明广〈流注针经序〉：

窃以久习医业，好读《难》、《素》，辞理精微，妙门隐奥，古今所难而不易也。是以针刺之理，尤为难解。博而寡要，劳而少功，穷而通之，积有万端之广 。近世指病直刺，不务法者多矣。近有南唐何公，务法上古，撰《指微论》三卷，探经络之源，顺针刺之理，明荣卫之清浊，别孔穴之部分，然未广传于世。又近于贞元癸酉年间，收何公所作《指微针赋》一道，叙其首云，皆按《指微论》中之妙理，先贤必隐之枢机，复增多事，凡百余门，悉便于讨阅者也，非得《难》、《素》不传之妙，孰能至此哉。广不度荒拙，随其意韵，辄申短说，采摭羣经，为之注解。广今复采《难》、《素》遗文，贾氏《井荥六十首》法，布经络往还，附针刺孔穴部分，钤括图形，集成一义，名曰《流注经络井荥图歌诀》，续于赋后，非显不肖之狂迷，欲明何氏之用心，致验于人也。自虑未备其善，更祈明智，仍恳续焉。

常山阎明广序。

二是牛良佑〈流注针经序〉：

夫医者以愈疾为良，其愈疾之理，莫妙乎针。故知针者，有决病之功，立效之能。且夫学针之士，宜审而刺之，莫纵巨瞻，妄为施设，非徒无益，而又害之，要在定孔穴以精于心。是以取神功而应于手，信知除疴见于目下，决病在于手中。是以轩岐开端，越人知要，《素问》隐其奥，《难经》彰其妙。况为针者，岂曰小补之哉。人受阴阳以生，一岁之日有三百六十五肢节，亦分三百六十有五穴，象周天之度也。若稽古神圣成天之功，立民之命，爰作针法。针某穴，疗某病，手得之，心应之。非天下之至神，孰能与于此？卢扁尚矣，此法罕传。余先人心友窦先生，以针法活人甚多。尝着《八穴真经》，演之为论为赋，钩深素隐，披泄义蕴，后学之士得此一卷书而熟读之者，思过半矣。余于壬辰冬，被旨来南，遍历闽中诸郡，求其所谓针法者，皆不获。旧箧中得先生之遗书，敬用锓梓，以广其传。先生名杰，字汉卿，古洛肥乡人，官至太师，以医学传于世云。

时贞元元年燕山牛良佑序。

这三篇序文皆不见于元刻本《针灸四书》中，幸赖《普济方》保存下来。历代帝王年号曾使用“贞元”者，一是在唐德宗，一是在金海陵王。牛良佑称窦默为先人心友，故此“贞元元年”不会是唐德宗贞元元年（785年），而是金海陵王贞元元年（1153年。时为南宋高宗绍兴二十三年）。阎明广序文中言：**“又近于贞元癸酉年间，收何公所作《指微针赋》一道”，“贞元癸酉年”**即贞元元年。牛氏序文撰于贞元元年，而阎氏在此年获得《指微针赋》，后才整理书籍梓印。故三篇序文完成时间当是牛氏最早，阎氏次之，窦氏最晚。

综观三人的序文，牛良佑仅获窦默《八穴真经》，其他著作苦寻不得。后牛氏在旧书箱中寻到窦默其他著作，并将其所获全部刊印行世。牛氏未说书名，但依据窦桂芳所言，当是《针经指南》。

窦桂芳在元武宗至大四年辛亥梓印《针灸四书》行世，其中《黄帝明堂灸经》为窦桂芳家中所藏，〈流注针经序〉中曾说其父善灸，故当为其父所传。《灸膏肓腧穴法》为庄绰所撰。《针经指南》为牛良佑整理窦默著作所成。只剩下《子午流注针经》来由未明。

阎明广序文中说，近有南唐何公撰《指微论》三卷。后于贞元癸酉年间，又收何公所作《指微针赋》，阎氏广采《难经》、《素问》以及贾氏〈井荥六十首〉说法，为之注解，名曰〈流注经络井荣图歌诀〉，附于何公作品之后。阎氏序文所说之事，窦桂芳并未提及，也未提及子午流注法之事，唯一较为有关联的便是〈流注经络井荣图歌诀〉。

至此可厘清一些事。首先是两位窦汉卿。一位是窦桂芳之父，即传下《黄帝明堂灸经》之人，但不是此书作者。《黄帝明堂灸经》前有一篇序文，署年为元至大辛亥春月。这篇序文的文字，与北宋王怀隐、王佑等奉敕编写的《太平圣惠方》卷一百〈明堂序〉的前段文字一样。且《黄帝明堂灸经》全文内容比《太平圣惠方》所录还少，光是《黄帝明堂灸经》卷一的前半段都还只是〈明堂序〉的内容。可见窦桂芳之父所传《黄帝明堂灸经》是节抄本，不是全本。另一位窦汉卿，即《元史》所记窦默，牛良佑收其著作刊印题名《针经指南》。故两位窦汉卿与子午流注法应当是无关的。

其次是窦桂芳。他将《子午流注针经》、《针经指南》、《黄帝明堂灸经》以及《灸膏肓腧穴法》，以及自撰《针灸杂说》，合刊为《针灸四书》并梓印行世。对于子午流注法而言，窦桂芳有传世之功，但非作者。

阎明广的序文中提到的“何公”与“贾氏”，很有可能是与子午流注法的创作有关的。

二、《子午流注针经》其书与作者

阎明广序文中提到批注何公所撰三卷《指微论》与《指微针赋》及贾氏〈井荥六十首〉，而作〈流注经络井荥图歌诀〉。这些信息可能与子午流注法是有直接关联的。

考元刻本《针灸四书》中的《子午流注针经》，全书共分三卷。

卷上：〈流注指微针赋〉、〈流注经络井荥图说〉。

卷中：〈手足井荥六十六穴图〉、〈三焦心包络二经流注说〉、〈五子元建日时歌〉。

卷下：〈井荥歌诀六十首〉、〈五行造化歌〉。

书前目录下有“南唐 何若愚 撰、建安 窦桂芳 □[4]”，卷上〈流注指微赋〉下则有“南唐 何若愚 撰、常山 阎明广注”，卷中则有“常山 阎明广 编次”。

综观所述，《子午流注针经》主要分为四个部分：

一是卷上〈流注指微针赋〉。为南唐何公撰《指微论》三卷以及《指微针赋》。“何公”即为何若愚。

二是卷上〈流注经络井荥图歌诀〉。其中十二经络图说，经络走向的解说文字来自《灵枢·经脉》。

三是卷中〈手足井荥六十六穴图〉。此部分内容与明代王九思等人所著《难经集注》卷五〈井荥俞经合图〉极为相似，可能是参考《难经集注》而成。

四是卷下〈井荥歌诀六十首〉。这一部分应当是贾氏〈井荥六十首〉，但是否为原貌，已难断言。

---

4 元至大刻本《针灸四书》中此字已毁损。

余下〈三焦心包络二经流注说〉、〈五子元建日时歌〉、〈五行造化歌〉则可能为阎明广所注释增补上的。

阎明广在〈流注经络井荥图说〉中说道：

> 夫流注者，为刺法之深源，作针术之大要。是故流者，行也；注者，住也。盖流者要知经脉之行流也；注者谓十二经脉各至本时，皆有虚实邪正之气，注于所括之穴也。夫得时谓之开，失时谓之阖。夫开者，针之必除其病；阖者，刺之难愈其疾，可不明兹二者乎？况乎经气内干五脏，外应支节，针刺之道，经脉为始。若识经脉，则知行气部分，脉之短长，血气多少，行之逆顺，祛逐有过，补虚泻实，则万举万痊。若夫经脉之源而不知，邪气所在而不辨，往往病在阳明，反攻少阴；疾在厥阴，却和太阳，遂致贼邪未除，本气受弊，以此推之，经脉之理不可不通也。昔圣人深虑此者，恐后人劳而少功也。广因闲暇之际，爰取前经，以披旧典，缘柯摘叶，采摭精华，以明流注之幽微，庶免讨寻之倦怠。不揆荒拙，列图于后，凡我同声之者，见其违阙，改而正之，不亦宜乎？

流者，行也，要知经脉的流行方向；注者，住也，十二经脉流行的穴位开阖时间。故习针者，当先认识经脉行走的方向，而后辨邪气所在。**“广今复采《难》、《素》遗文，贾氏〈井荥六十首〉法”**、**“广因闲暇之际，爰取前经，以披旧典，缘柯摘叶，采摭精华，以明流注之幽微”**。这也说明阎明广并非《子午流注针经》的作者，而是注解者。

至此，我们稍离题，回看窦桂芳〈流注针经序〉中所说**“至元丙子以来，余挟父术游江淮，得遇至人授以针法，且以《子**

午流注针经》、《窦汉卿针经》、《指南》三书见遗，拜而受之。”以及“**今将面授针法已验《指南》之书，牛提举所刊《窦汉卿针经》，二本参究订误**”这两句话。

在《针灸四书》中收录窦默的书名全名是《新刊窦汉卿编集针经指南》，很容易让人质疑“**《子午流注针经》、《窦汉卿针经》、《指南》**”当作“**《子午流注针经》、《窦汉卿针经指南》**”。如此，便是二书，而不是三书。

明代佚名《神农皇帝真传针灸图》第十五图大椎穴下有：“**《窦太师针经》名百劳穴，治诸寒虚热，可灸七壮**。”又，《元代珍稀针灸三种》中也有收录《窦太师针经》，百劳穴记载：“**一名大椎。在背部第一椎骨尖上陷中是穴**。”而前面也曾提到，窦默逝后追赠太师，后人尊称窦太师。所以，《窦太师针经》应当就是《窦汉卿针经》。

至于《指南》，则是《针经指南》。从全名《新刊窦汉卿编集针经指南》来看，其意是重新刊印窦默编撰的《针经指南》。

窦默将所知针灸知识汇编成书，书名不可能使用“窦太师”，因为窦氏是逝后才追赠太师的；再者，古人也不会把自己的著作称“经”。必是传人或后人整理才冠上“窦太师”、“窦汉卿”的。

据窦桂芳所言：“**今将面授针法已验《指南》之书，牛提举所刊《窦汉卿针经》，二本参究订误**。”牛良佑序文已说明是整理窦默针灸资料而成籍，书名是《窦汉卿针经》；《指南》则是指《针经指南》，作者也是窦默。很明显，这两部窦默的作品，是不同刊本，内容有所差异。

那么，我们可以这样假设，在窦桂芳之前便已经有《窦汉卿针经》与《针经指南》这两种不同刊本行世。而窦桂芳重新整理刊印行世时，重新命名为《新刊窦汉卿编集针经指南》。

回归正题，既然这位窦默窦太师不是《子午流注针经》的作者，窦桂芳也只是整理刊印的人，徐凤、高武所说“窦氏”皆非作者，何以二人在有关子午流注的记载中却提到两位窦氏？答案可能是，徐、高二人所见有关子午流注的记载，都是来自《针灸四书》。徐凤《针灸大全》卷五〈论子午流注之法〉中〈子午流注逐日按时定穴诀〉一节文末说：“右子午流注之法，无以考焉。虽《针灸四书》所载，尤且不全。”徐凤这句“尤且不全”，正说明今日所见子午流注法存在不少问题。

元刊本《针灸四书》中《子午流注针经》共三卷：

卷上〈新刊子午流注针经卷之上〉、〈流注指微赋〉，下有“南唐 何若愚 撰、常山 阎明广 注”。

卷中〈新刊子午流注井荥俞经合部分图卷中〉，下有“常山 阎明广编次”。

卷下〈新刊子午流注针经井荥歌诀卷之下〉。

从前文的说明，我们可以大胆假设《针灸四书》目录下“建安 窦桂芳 □”中的缺字，应当是“编”。窦桂芳既不是作者，也不是注解者，而是将《子午流注针经》编入《针灸四书》者。

既然两位窦氏（窦默、窦桂芳）都不是子午流注的作者，我们从各卷下所标示人员名字寻找，可以看到有两个人名，“何若愚”与“阎明广”。阎明广的序文中已经表明自己是注解者，同时在各卷次下也都是标明为“注”或“编次”。那么，另外一人“何若愚”，是否就是《子午流注针经》的作者呢？

阎明广的序文提到：

> 近有南唐何公，务法上古，撰《指微论》三卷，探经络之源，顺针刺之理，明荣卫之清浊，别孔穴之部分，然未广传于世。又近于贞元癸酉年间，收何公所作

《指微针赋》一道，叙其首云，皆按《指微论》中之妙理，先贤必隐之枢机，复增多事。

阎氏序文说近有南唐何公撰《指微论》三卷，又说在贞元癸酉年间，获得何公所作《指微针赋》。阎氏序文未标明撰写时间，但在文中提到**“近于贞元癸酉年间”**。使用“贞元”为年号者，一是唐德宗（唐德宗贞元年号使用时间为785—805年），一是金海陵王（金海陵王贞元年号使用时间为1153—1156年）。〈流注指微针赋〉中提到：**“徐文伯泻孕于苑内，斯由甚速；范九思疗咽于江夏，闻见言稀**。”依据明代徐春甫《古今医统大全》卷一〈历世圣贤名医姓氏〉的记载，〈南北朝·宋·徐文伯〉云：

字德秀，道度之子，精医，有学行。宋孝武路太后病，众医不识。文伯诊之曰：“此石搏小肠耳。”乃为水剂消石汤，病即愈。除鄱阳王常侍，遗以千金。由此名知当代。

另外，《历世圣贤名医姓氏》载〈宋·范九思〉云：

不知何郡人，业医善针，沉疴悉能起。一人患喉内生蛾，诸医不能愈，且畏针。范与末药，计以笔搽之，遂暗针于内，刺之即愈矣。

徐文伯是南北朝时期南朝刘宋的医家，而范九思则为北宋时期的医家。显而易见，若这位何公身处唐德宗的年代，则不可能听闻范九思的事迹。所以，**“近于贞元癸酉年间”**当是在金海陵王时期，癸酉年为金海陵王贞元元年（1153年）。

这位何公，依据《针灸四书》卷上《流注指微赋》下的题名所示是何若愚。在阎氏序文以及《针灸四书》的题名，皆作“南唐 何若愚”，此“南唐”绝非指唐宋间五代十国的南唐。

首先，上文提及何若愚是听闻过范九思事迹的，所以只能是宋代或以后的人士。其次，南唐大约是在公元937—975年之间，下距阎明广作序的时间最少也有一百七十八年，这段时间可不算“近”。最后，“建安”、“常山”都是地名，所以“南唐”也当是地名（可能在今河北省一带，或说是河北省行唐县），两种说法皆尚缺有利的证据。

清代张金吾《爱日精庐藏书志》卷二十二《子部·医家类·针灸四书》说道：

> 案〈序〉云：“近有南唐何公，务法上古，撰《指微论》。”又云：“近于贞元癸酉年间，收何公所作《指微针赋》。”贞元癸酉金海陵王贞元元年也。则若愚、明广俱金人可知。

阎明广、何若愚为金朝人当无可议，只是何若愚当是稍早于金海陵王的时间。我们假设何若愚是在四十至五十岁左右完成《指微针赋》，那大约是北宋末至南宋初这段时期的金朝人。

窦默是《针经指南》的作者。何若愚撰写了〈流注指微赋〉，阎明广做的是注解。窦桂芳将四部有关针灸的书籍《针经指南》、《子午流注针经》、《黄帝明堂灸经》、《灸膏肓腧穴法》及自撰《针灸杂说》，合刊总题为《针灸四书》梓印行世。这里出现一个很严重的问题，《子午流注针经》书中目前所提及之人，皆不是这部书的作者。

我们试着缩小范围来看，在《子午流注针经》里相关的人员，何若愚撰写〈流注指微赋〉，这只是在三卷《子午流注针经》中卷上的一部分。而其余的部分呢？《普济方》所收阎明广的〈流注针经序〉云：

> 广今复采《难》、《素》遗文，贾氏〈井荥六十首〉法，布经络往还，附针刺孔穴部分，钤括图形，集成一义，名曰〈流注经络井荣图歌诀〉，续于赋后。

《子午流注针经》卷上〈流注经络井荥图说〉里，阎明广说道：

> 广因闲暇之际，爰取前经，以披旧典，缘柯摘叶，采摭精华，以明流注之幽微，庶免讨寻之倦怠。不揆荒拙，列图于后，凡我同声之者，见其违阙，改而正之，庶行之久远而无弊焉，不亦宜乎？

阎氏〈流注针经序〉提到“**〈流注经络井荣图歌诀〉，续于赋后**”，今日所见元刻本《子午流注针经》卷上开篇是何若愚〈流注指微赋〉，后则是〈流注经络井荥图说〉，卷中主要内容是〈手足井荥六十穴图〉，卷下主要内容是〈井荥歌诀六十首〉。

阎氏序文中说〈流注经络井荣图歌诀〉续于赋后，但〈流注指微赋〉后没有看到所谓的歌诀，分别看到的是：〈井荥图说〉、〈井荥六十穴图〉、〈井荥歌诀六十首〉。回看阎氏序文中说的“**采《难》、《素》遗文，贾氏〈井荥六十首〉法，布经络往还，附针刺孔穴部分，钤括图形，集成一义**。”《难经》、《素问》之文，当是散在于解说之中，那贾氏〈井荥六十首〉在哪？又是什么内容呢？

我们做了两个假设：

1.如果说〈井荥图说〉、〈井荥六十穴图〉、〈井荥歌诀六十首〉这三个部分便是〈流注经络井荥图歌诀〉，那可以说子午流注法是肇始于贾氏，完成于阎明广之手。

2.如果说〈井荥图说〉、〈井荥六十穴图〉、〈井荥歌诀六十首〉这三个部分不是〈流注经络井荥图歌诀〉，贾氏的〈井荥六十首〉启发了阎氏，那子午流注法的创造者便是阎明广。

这两个假设，一方面要找寻贾氏的《井荥六十首》的蛛丝马迹，另一方面需要从《子午流注针经》的内容来讨论。

三、《子午流注针经》中“贾氏云”的内容

考元刊本《子午流注针经》中“贾氏”的引言只见两处。第一处在〈流注指微赋〉中“**详夫阴日血引值阳气流**。”下阎氏注解：

> 贾氏云：阳日气先脉外，血后脉内；阴日血先脉外，气后脉内。交贯而行于五藏五府之中，各注井荥俞经合五穴，共五十穴。惟三焦受十经血气，次传包络，又各注五穴，通前十二经，共六十穴，才合得《十六难》内六十首也。越人言三部九候，各有头首也。及《素问》言六十首，今世不传。既言不传，其文不载六十首字也，故圣人留此六十首法，故今后人穿凿也。余有所过为原六穴，即便是阴阳二气出入门户也。则阳脉出行二十五度，阴脉入行二十五度，则皆会此六穴中出入也。其五藏五府收血化精合处，便是逐经原气也。其余精者，助其三焦受十经精气，则以养心包络，始十二经血气遍行也。

《素问·方盛衰论》云：“**是以圣人持诊之道，先后阴阳而持之，《奇恒之势》乃六十首，诊合微之事，追阴阳之变，章**

五中之情，其中之论，取虚实之要，定五度之事，知此乃足以诊。”王冰注：“**《奇恒势》六十首，今世不传。**”明代马莳《黄帝内经素问注证发微》云：“**《奇恒》者，古经篇名也。六十首，古人诊法也。**”另，《难经·十六难》云：“**脉有三部九候，有阴阳，有轻重，有六十首，一脉变为四时，离圣久远，各自是其法。**”《素问》言六十首为古人诊断的方法，《难经·十六难》所说也是诊法，怎么看都不是在说井、荥、俞、经合等五输穴。

与上述诸家不同，明代张介宾〈类经〉卷五〈脉色类〉云：“**六十首，即〈禁服篇〉所谓通于《九针》六十篇之义，今失其传矣。**”〈禁服篇〉出自《灵枢》，篇首是雷公问于黄帝说：“**细子得受业，通于《九针》六十篇。**”但张介宾此说似乎有争议，《内经》一书“九针”除了是指九种不同规格的针具之外，另一是书名。而《九针》这本书的篇幅有多少？《内经》中的记载说法不一。《素问·离合真邪》中说：“**余闻《九针》九篇，夫子乃因而九之，九九八十一篇。**”《灵枢·外揣》云：“**余闻《九针》九篇。**”《内经》中所说的《九针》一书，分别有九篇、八十一篇与六十篇。显然张介宾在批注这句时是有疑义的，怕是疏忽另外两篇的说法，单取〈禁服篇〉之说。

第二处是在〈流注指微赋〉中：“**况乎甲胆乙肝，丁心壬水。**”阎氏注云：

> 甲胆乙肝者，谓五藏五府，拘之十干，阳干主藏，阴干主府。故《天元册》又曰：胆甲肝乙，小肠丙心丁，胃戊脾己，大肠庚肺辛，膀胱壬肾癸，五藏五府，收血化精合处，便是三焦、包络二经元气也，合为十二经遍行也。贾氏各分头首，十日一终，营运十干，皆以

五子建元日时为头也。

《天元册》当是指《太始天元册》，此书失传已久，《内经》常引其内容。而以五脏五腑对应十干，这在《内经》中是不曾出现的。依据《素问·藏气法时论》与《灵枢·顺气一日分为四时》这两篇的说法，只有五脏与十干，分别为：

> 肝主春，足厥阴少阳主治，其日甲乙；
> 心主夏，手少阴太阳主治，其日丙丁；
> 脾主长夏，足太阴阳明主治，其日戊己；
> 肺主秋，手太阴阳明主治，其日庚辛；
> 肾主冬，足少阴太阳主治，其日壬癸。

《内经》的说法与阎氏注解全然不同。另查阅医籍中有五脏与十干者，如唐代孙思邈《备急千金要方》卷二十九〈用针略例第五〉：

> 东方甲乙木，主人肝胆筋膜魂。
> 南方丙丁火，主人心小肠血脉神。
> 西方庚辛金，主人肺大肠皮毛魄。
> 北方壬癸水，主人肾膀胱骨髓精志。
> 中央戊巳土，主人脾胃肌肉意智。

这与《内经》的说法是一样的。阎明广引述《天元册》说：**“胆甲肝乙，小肠丙心丁，胃戊脾己，大肠庚肺辛，膀胱壬肾癸。”**这种说法在《内经》中是没有的，其他早期的针灸医籍也同样未见，而《天元册》已失传，无法证明阎氏之说，但此说法在明代已广为人知。

在元刊本的《针灸四书》中，窦默《针经指南》出现与阎明广引述之说相同的论述。窦默《针经指南》中〈手足三阴三阳表里支干配合〉里记载：

> 手太阴肺经配手阳明大肠经相为表里立手为上：手太阴肺经……肺属金，在支为未，在干为辛。手阳明大肠经……大肠属金，在支为卯，在干为庚。
>
> 手厥阴心包络经配手少阳三焦经相为表里立手为中：手厥阴心包络经……心包属火，在支为巳，在干为乙。手少阳三焦经……三焦属火，在支为寅，在干为甲。
>
> 手少阴心经配手太阳小肠经相为表里立手为下：手少阴心经……心属火，在支为午，在干为丁。手太阳小肠经……小肠属火，在支为辰，在干为丙。

按此配对，可制成下表：

手足十二经脉	脏腑	五行	地支	天干	十二经脉井穴
手太阴经	肺	金	未	辛	少商
手阳明经	大肠	金	卯	庚	商阳
手厥阴经	心包络	火	巳	乙	中冲
手少阳经	三焦	火	寅	甲	关冲
手少阴经	心	火	午	丁	少冲
手太阳经	小肠	火	辰	丙	少泽
足厥阴经	肝	木	亥	乙	大敦
足少阳经	胆	木	申	甲	窍阴
足太阴经	脾	土	丑	己	隐白
足阳明经	胃	土	酉	戊	厉兑
足少阴经	肾	水	子	癸	涌泉
足太阳经	膀胱	水	戌	壬	至阴

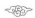

上表除了三焦、心包络，其余脏腑与天干的搭配与阎明广的注解是一致的。至于干支与五行，将在第三章讨论。另外，在窦桂芳《针灸杂说》中也有类似的说法，如〈释流注逐日时开穴法〉中说：

> 甲窍阴，乙大敦，丙少泽，丁少冲，戊厉兑，己隐白，庚商阳，辛少商，壬至阴，癸涌泉。

所示的穴名，皆为十二经脉的井穴，我们把这些数据按所属经脉纳入上表，就会出现与阎明广的注解相同的现象。

至此，我们大胆地推测，这种五脏六腑合十干的思想应出现于元时期。那么，宋代极可能已出现相同或类似的理论雏形，只是目前尚未找到相关资料。

第三处“贾氏云”不在《子午流注针经》中，见于《普济方》卷四百十三〈井荥俞经合部分图〉：

> 贾氏云：“凡六十首者，元有二种也。有外行脉经六十首，又有内行血脉六十首。此法微妙，古圣人隐之，恐世人晓会之，只载一说，今不传。愚自少岁，索隐井荥之法，始可着题。或曰：‘因何名曰六十首也？’答曰：‘谓气血一昼夜，行过六十俞穴也。各分头首，十日一络，运行十干，皆以五子元遁日时为头是也。’。”明广今辄将贾氏各分头首，运行十干，六十首注穴之法，集其枢要，述之二图，庶令览者易悉。

这段贾氏引言中，提示了四件事：

1.六十首。指的是井荥、俞、经、合六十个输穴。

2.井、荥、俞、经、合六十个输穴，其行走途径分为外行经脉与内行血脉。

3.气血一天行走六十输穴，配合十干以十日为一单位，可用五子元遁日来推算。

4. **“明广今辄将贾氏各分头首……”**，表示阎明广据贾氏之说，将六十个输穴搭配十干，并绘制两图。

六十首，不论是在《内经》还是《难经》中都是指诊断法，贾氏则是以十二经脉的井、荥、俞、经、合共六十个输穴称之六十首。再者，六十个输穴搭配十干，是今日子午流注针法的形式，但在《内经》中不曾见过，《难经》虽有五输穴配五行、十干，但未标明穴名，且与《子午流注针经》所述不同，此在第三章〈五输穴与五行〉详明。最后，阎广明依据贾氏之说，将六十输穴与十干的搭配绘制成两幅图，但这两幅图在《子午流注针经》中也没有看到。

据《子午流注针经》与《普济方》有关“贾氏”的言论推论，今日所谓子午流注针法的形式，应当是成形于这位贾氏。换言之，这位贾氏纵使不是首创，但与子午流注针法必有直接的关联。然有关贾氏的数据甚为缺乏，无法知其较为完整的经历。

第三篇　五输穴与五行

一、五输穴

从文献来看，“五输穴”或“五输”最早见于《内经》。其中《素问》的记载较零散且简单，如〈刺疟〉篇中说：

> 疟脉小实，急灸胫少阴，刺指井。疟脉满大，急刺背俞。

〈水热穴论〉中说道：

> 帝曰：秋取经俞，何也。岐伯曰：秋者，金始治，……，取合以虚阳邪，阳气始衰，故取于合。帝曰：冬取井荥，何也。岐伯曰：冬者，水始治，……故取井以下阴逆，取荥以实阳气。故曰：冬取井荥，春不鼽衄，此之谓也。

又，〈骨空论〉中说：

> 连骱若折，治阳明中俞髎。若别治巨阳少阴荥。

《素问》的记载不仅零散简单，且未见“五输穴”或“五输”这样的词。“五输穴”、“五输”之说见于《灵枢》。《灵枢·九针十二原》中说：

> 黄帝曰：愿闻五藏六府所出之处。岐伯曰：五藏五俞，五五二十五俞，六府六俞，六六三十六俞。经脉十二，络脉十五，凡二十七气以上下。所出为井，所溜为荥，所注为俞，所行为经，所入为合，二十七气所行，皆在五俞也。

五俞即五输，五脏每一脏各自五输穴，故五五二十五穴；六腑每一腑各有五输穴加一原穴，共三十六穴。十二经脉与十五络脉共二十七气，都要行经井、荥、俞、经、合五输穴。又，〈顺气一日分为四时〉提到：

> 黄帝曰：善。余闻刺有五变，以主五输。愿闻其数。岐伯曰：人有五藏，五藏有五变。五变有五输，故五五二十五输，以应五时。

至于五输穴所指是哪些穴位，《灵枢·本输》中有详细的说明，撷取如下：

> 肺出于少商……为井木；溜于鱼际……为荥；注于太渊……为俞；行于经渠……为经；入于尺泽……为合。手太阴经也。
>
> 心出于中冲……为井木；流于劳宫……为荥；注于大陵……为俞；行于间使……为经；入于曲泽……为合。手少阴也。
>
> 肝出于大敦……为井木；溜于行间……为荥；注

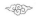

于太冲……为俞；行于中封……为经；入于曲泉……为合。足厥阴也。

脾出于隐白……为井木；溜于大都……为荥；注于太白，……为俞；行于商丘……为经；入于阴之陵泉……为合。足太阴也。

肾出于涌泉……为井木；溜于然谷……为荥；注于太溪……为俞；行于复溜……为经；入于阴谷……为合。足少阴经也。

膀胱出于至阴……为井金；溜于通谷……为荥；注于束骨……为俞；过于京骨……为原；行于昆仑……为经；入于委中……为合。足太阳也。

胆出于窍阴……为井金；溜于侠溪……为荥；注于临泣……为俞；过于丘墟……为原。行于阳辅……为经；入于阳之陵泉……为合。足少阳也。

胃出于厉兑……为井金；溜于内庭……为荥；注于陷谷……为俞；过于冲阳……为原；行于解溪……为经；入于下陵（足三里）……为合……是足阳明也。

三焦者，出于关冲……为井金；溜于液门……为荥；注于中渚……为俞；过于阳池……为原；行于支沟……为经；入于天井……为合。

手太阳小肠者，出于少泽……为井金；溜于前谷……为荥；注于后溪……为俞；过于腕骨……为原；行于阳谷……为经；入于小海……为合。

（手阳明）大肠上合手阳明，出于商阳……为井金；溜于本节之前二间，为荥；注于本节之后三间，为俞；过于合谷……为原；行于阳溪……为经；入于曲池……为合。

注意，《灵枢·本输》所述为十一条经脉，并非十二条，且部分内容与今普遍所知不同。我们将上述文字简化成表，以方便观察、讨论。

经脉	井	荥	俞	经	合	原
手太阴肺	少商	鱼际	太渊	经渠	尺泽	
手少阴心	中冲	劳宫	大陵	间使	曲泽	
足厥阴肝	大敦	行间	太冲	中封	曲泉	
足太阴脾	隐白	大都	太白	商丘	阴陵泉	
足少阴肾	涌泉	然谷	太溪	复溜	阴谷	
足太阳膀胱	至阴	通谷	束骨	昆仑	委中	京骨
足少阳胆	窍阴	侠溪	临泣	阳辅	阳陵泉	丘墟
足阳明胃	厉兑	内庭	陷谷	解溪	足三里	冲阳
手少阳三焦	关冲	液门	中渚	支沟	天井	阳池
手太阳小肠	少泽	前谷	后溪	阳池	小海	腕骨
手阳明大肠	商阳	二间	二间	阳溪	曲池	合谷

表格中反映出四个问题：

1.《灵枢·本输》所述只十一条经脉，未见“手厥阴心包经”的名称，及缺少“手少阴心经”的穴名。依据《针灸甲乙经》卷三〈手厥阴心主及臂凡一十六穴第二十五〉的记载：

> 心主出中冲。中冲者，木也……为井。
>
> 劳宫者，火也……为荥。
>
> 大陵者，土也……为俞。
>
> 间使者，金也……为经。
>
> 曲泽者，水也……为合。

以及卷三〈手少阴及臂凡一十六穴第二十六〉的记载：

> 心出少冲。少冲者，木也……为井。
> 少府者，火也……为荥。
> 神门者，土也……为俞。
> 灵道者，金也……为经。
> 少海者，水也……为合。

《备急千金要方》卷二十九〈针灸上·手三阴三阳穴流注法第二〉的记载：

> 心，出于中冲为井，心包络脉也。流于劳宫为荥，注于大陵为输，过于内关为原，行于间使为经，入于曲泽为合。
>
> 又心，出于少冲为井，手少阴脉也。流于少府为荥，注于神门为输，过于通里为原，行于灵道为经，入于少海为合。

《针灸甲乙经》与《备急千金要方》的记载，手少阴心经的五输穴是“少冲、少府、神门、灵道、少海”。《灵枢·本输》中所述手少阴心的五输穴“中冲、劳宫、大陵、间使、曲泽”实属于手厥阴心包经。

2.《灵枢·本输》中手少阴心经为何没有输穴，而使用手厥阴心包经的输穴？《灵枢·邪客》中说道：

> 黄帝曰：手少阴之脉独无腧何也？歧伯曰：少阴，心脉也。心者，五藏六府之大主也，精神之所舍也，其藏坚固，邪弗能容也。容之则心伤，心伤则神去，神

去则死矣。故诸邪之在于心者，皆在于心之包络。包络者，心主之脉也，故独无腧焉。黄帝曰：少阴独无腧者，不病乎？歧伯曰：其外经病而藏不病，故独取其经于掌后锐骨之端。

〈邪客〉篇中说“心”是五脏六腑的大主，故一切侵害“心”的外邪，由心包络承受，心脏本身是不会受到外邪的侵害，因此**“外经病而藏不病”**。故心脏方面的疾病，取心包络上的穴位来治疗。因此，《灵枢 · 本输》中手少阴心经没有输穴，而使用手厥阴心包经的输穴。

3.《灵枢 · 本输》所述五输穴与五行并未完整搭配，只有井穴搭配五行，五脏属阴为井木，六腑属阳为井金，余下的荥、俞、经、合并没有与五行相配。晋代《针灸甲乙经》五输穴却与五行完整搭配，这期间应当是有一个磨合的阶段。且从〈本输〉篇的描述来看，虽只有井穴，但因分属阴阳，所配五行也不一样。关于这一点，我们在〈五输穴与五行的搭配〉中有详细的讨论。

4.《灵枢 · 本输》所述十一条经脉，五脏皆无原穴，而六腑有。虽然这与五输穴关联不大，但还是稍作说明。〈本输〉篇虽没有说到五脏原穴，但在〈九针十二原〉篇里说：

十二原者，五藏之所以禀三百六十五节气味也。五藏有疾也，应出十二原。十二原各有所出。明知其原，睹其应，而知五藏之害矣。阳中之少阴肺也，其原出于大渊，大渊二。阳中之太阳心也，其原出于大陵，大陵二。阴中之少阳肝也，其原出于太冲，太冲二。阴中之至阴脾也，其原出于太白，太白二。阴中之太阴肾也，其原出于太溪，太溪二。膏之原，出于鸠尾，鸠尾一。肓之原，出于脖胦，脖胦一。凡此十二原者，主治五藏六府之有疾者也。

〈九针十二原〉篇指出原穴主要是治疗五脏疾病所用，分别为：肺——太渊；心——大陵；肝——太冲；脾——太白；肾——太溪。每穴左右各一穴，共十个穴位。加上鸠尾穴、脖胦（即气海穴），共十二原穴。但五脏原穴即五脏俞穴，而六腑却另有原穴，关于这一点，《内经》并没有特别说明。明代张介宾《类经图翼》卷四〈经络二·十二原解〉解说是因为：

> 则阴经之原即腧也，阳经虽有腧原之分，而腧过于原，亦为同气。故阳经治原，即所以治腧也；阴经治腧，即所以治原也。

也就是说，阴经是"以俞（腧）为原"。阳经虽有俞穴、原穴之分，但治原穴即治俞穴；而阴经也是治俞穴即治原穴。所以，俞穴、原穴皆有直接治疗五脏六腑所生疾病的效果。

严格来说，《灵枢》对于五输穴的介绍并不算完整，只说明了十一经脉的五输穴，其中仅井穴有五行搭配。直至西晋时期皇甫谧《针灸甲乙经》才出现完整十二经脉的五输穴，同时也与五行完美搭配。

二、五输穴与五行的搭配

《内经》的成书年代至今还是个谜，若是以东汉班固《汉书·艺文志》的记载来作基础，最晚在西汉时期便已成书。从西汉到西晋有两百多年的时间，在这段时间里，从十一经脉到完整十二经脉的五输穴，同时与五行搭配，这中间经历如何？以下逐一解说之。

前已说明《灵枢》中〈本输〉与〈九针十二原〉两篇所记五

输穴的情况。从《灵枢》到《针灸甲乙经》之间出现了另一部著作——《黄帝八十一难经》（以下简称《难经》）。这部医书作者不知道是谁，《旧唐书·经籍志》认为作者为战国时秦越人，即战国时期名医扁鹊，此说可信度不高。《难经》内容采用问答的方式来阐发《内经》的疑难和要旨，其中提到许多有关五输穴的记录，如〈六十四难〉曰：

> 《十变》又言，阴井木，阳井金；阴荥火，阳荥水；阴俞土，阳俞木；阴经金，阳经火；阴合水，阳合土。阴阳皆不同，其意何也？
>
> 然：是刚柔之事也。阴井乙木，阳井庚金。阳井庚，庚者，乙之刚也；阴井乙，乙者，庚之柔也。乙为木，故言阴井木也；庚为金，故言阳井金也。余皆仿此。

〈六十四难〉所说**“刚柔之事”**并举**“阴井乙木，阳井庚金”**为例，这牵扯今日所谓的术数，也就是古代阴阳家学说，或是与术数《易》学有关。明代张介宾《类经附翼》卷一〈医易〉便开宗明义说：**“不知《易》，不足以言太医。”**五输穴与五行、阴阳、十天干的搭配，在很大程度上与古代阴阳家的术数或《易》学离不开关系，是难以从医学的角度去看、去理解的。

司马谈〈论六家要旨〉列“阴阳家”为六大学派之首，认为**“大祥而众忌讳，使人拘而多所畏。然其序四时之大顺，不可失也”**。班固《汉书·艺文志》则认为阴阳家**“盖出于羲和之官，敬顺昊天，历象日月星辰，敬授民时，此其所长也。及拘者为之，则牵于禁忌，泥于小数，舍人事而任鬼神”**。这说明了阴阳家的学者善于天文、历法、五行、蓍龟、杂占、形法等术数。

〈六十四难〉的叙述，不仅是五输穴与五行搭配，同时也将十干合化融入其中。汉代扬雄《太玄·太玄数》说：

三八为木，为东方，为春，日甲乙，辰寅卯……。

四九为金，为西方，为秋，日庚辛，辰申酉……。

二七为火，为南方，为夏，日丙丁，辰巳午……。

一六为水，为北方，为冬，日壬癸，辰子亥……。

五五为土，为中央，为四维，日戊己，辰辰戌丑未……。

甲乙为木、丙丁为火、戊己为土、庚辛为金、壬癸为水，这便是乙木、庚金的原因。而为何乙为阴、庚为阳？这属于阴阳刚柔的问题。十干中甲、丙、戊、庚、壬属阳，为刚；乙、丁、己、辛、癸属阴，为柔。

五行	木	火	土	金	水
阳	甲	丙	戊	庚	壬
阴	乙	丁	己	辛	癸

（此表格为十干的阴阳、五行）

十干合化的原则，在较早的文献中可以查到出自《青囊经》这部书。《青囊经》属风水堪舆类书籍，一般认为成书于秦末汉初，较之《太玄》更早。《青囊经》卷一：**“一六共宗，二七同道，三八为朋，四九为友，五十同途。”**这是源自河图的说法。郑玄注〈系辞上〉云：

天一生水于北，地二生火于南，天三生木于东，地四生金于西，天五生土于中。阳无耦，阴无配，未得相成。地六成水于北与天一并，天七成火于南与地二并，地八成木于东与天三并，天九成金于西与地四并，地十成土于中与天五并也。

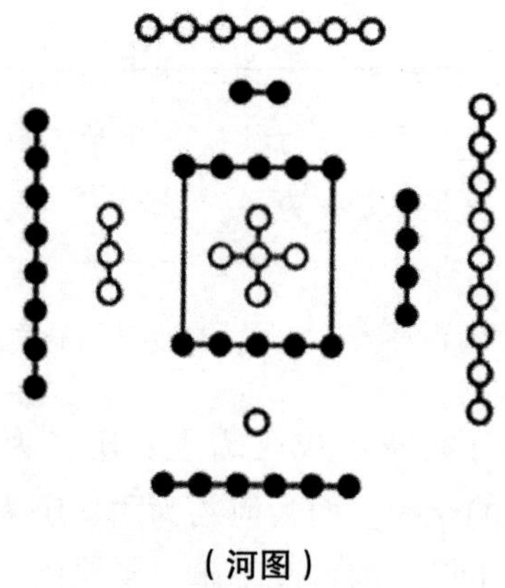

（河图）

数字从一到十，十干依次排列：一甲、二乙、三丙、四丁、五戊、六己、七庚、八辛、九壬、十癸。依据《青囊经》、郑玄注〈系辞上〉所述为：一甲六己、二乙七庚、三丙八辛、四丁九壬、五戊十癸，相互搭配。以下用表格示之：

五行	土	金	水	木	火
十干合化	甲（阳）	乙（阴）	丙（阳）	丁（阴）	戊（阳）
	己（阴）	庚（阳）	辛（阴）	壬（阳）	癸（阴）

（此表格为十干的合化）

十干阴阳合化原则为甲己合化土、乙庚合化金、丙辛合化水、丁壬合化木、戊癸合化火。此原则在《素问·五运行大论》中有提到：**“土主甲己，金主乙庚，水主丙辛，木主丁壬，火主戊癸。”**但《素问》后七篇：〈天元纪大论〉、〈五运行大论〉、〈五常政大论〉、〈六微旨大论〉、〈六元正纪大论〉、〈气交变大论〉、〈至真要大论〉，是唐代王冰所补入的，晚于《难经》。

〈六十四难〉所说**“阴井乙木，阳井庚金”**从上两个表格便可清楚看到。《灵枢·本输》很明确地表示五脏阴经为井木、六

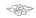

腑阳经为井金，但其他的并没有说明。《难经》所说的五输穴与五行的搭配，将之表格化便会更清楚。

五输穴	井	荥	俞	经	合
阳	金	水	木	火	土
阴	木	火	土	金	水

从上表来看，不论阳经或阴经都是依据“木→火→土→金→水”的顺序排列的。这顺序的来源为何？《尚书·洪范》中说：**“五行：一曰水，二曰火，三曰木，四曰金，五曰土。”**《礼记·月令》中说：**“孟春之月，日在营室，昏参中，……其数八。”**郑玄注：**“五行自水始，火次之，木次之，金次之，土为后。”**《尚书》与郑玄的五行顺序是一致的，但与《难经》不同。

又，《逸周书·小开武解》云：**“五行：一黑位水，二赤位火，三苍位木，四白位金，五黄位土。”**《孔子家语·五帝》云：**“天有五行，木、火、金、水、土，分时化育，以成万物，……五行用事，先起于木。木，东方。”**《春秋繁露·五行之义》云：**“天有五行：一曰木，二曰火，三曰土，四曰金，五曰水。木，五行之始也；水，五行之终也；土，五行之中也。”**可见，五行的顺序并无一定的规律。但董仲舒《春秋繁露》之说与《难经》相同，两者是否有相同的思想来源呢？这是另一个议题了。

《灵枢》只说了井穴的五行，《难经》依据五输穴的流注，依次加上五行，形成五输穴与五行的搭配：阴经为“井木、荥火、俞土、经金、合水”，阳经为“井金、荥水、俞木、经火、合土”。而后，《难经》又依据十干的阴阳与合化，产生了“阴井乙木、阳井庚金”之说。现制表如下：

五输穴	井	荥	俞	经	合
阳	庚金	壬水	甲木	丙火	戊土
阴	乙木	丁火	己土	辛金	癸水

至此，可以说《难经》已经完成了五输穴与五行、阴阳、十天干的搭配了。唯一美中不足的是，没有明确标示所属经脉与穴名。而这临门一脚，在《针灸甲乙经》中得以补足，皇甫谧因而成为首位完整提出五输、五行、阴阳与十干的论述者。

三、《内经》与《难经》五输穴观点的差异

有关五输穴的记录，《灵枢》与《难经》的叙述是不相同的。在某方面而言，《难经》的确补充了《内经》的不足，但也在某些部分观点与《内经》产生了差异。造成差异的原因可能有两个：第一，毕竟两部著作的观点不同。第二，则是《内经》本身的问题，其对五输穴的观点本就不一。《内经》是经众人之手整理出来的，不是一人一时所成。今日所见的《灵枢》首先经过唐代王冰整理，后又经北宋林亿等重新校注而成。

《灵枢·顺气一日分为四时》首先提出“五输穴”，并提出“五变”。但其对于五变的说法却不一致。五变在〈顺气一日分为四时〉中共有三段叙述：

第一段：

黄帝曰：善，余闻刺有五变，以主五输。愿闻其数。岐伯曰：人有五藏，五藏有五变。五变有五输，故五五二十五输，以应五时。

黄帝曰：愿闻五变。岐伯曰：肝为牡藏，其色青，其时春，其音角，其味酸，其日甲乙；心为牡藏，其色

赤，其时夏，其日丙丁，其音征，其味苦；脾为牝藏，其色黄，其时长夏，其日戊己，其音宫，其味甘；肺为牝藏，其色白，其音商，其时秋，其日庚辛，其味辛；肾为牝藏，其色黑，其时冬，其日壬癸，其音羽，其味咸。是为五变。

此段叙述五脏与季节、五色、五音、五味的关系。人有五脏，疾病在脏器、颜色、时间、声音、味道这五个方面的病变反应皆不同，对应这些变化，便由相对应的五输穴来治疗。

值得注意的是，上文五输穴并不是直接与五脏或四季或其他任何一项有直接的关系，且也没有提到任何输穴。以肝为例：**“肝为牡藏，其色青，其时春，其音角，其味酸，其日甲乙。”**并没有说明肝有疾病一定取哪一个特定的五输穴来治疗。应当说五输穴是针对疾病的变化取穴，疾病出现在五脏，则取井穴；在五色的变化上，则取荥穴。

第二段：

黄帝曰：以主五输奈何？藏主冬，冬刺井；色主春，春刺荥；时主夏，夏刺输；音主长夏，长夏刺经；味主秋，秋刺合。是谓五变，以主五输。

此段说明五脏主冬，冬季刺井穴；五色主春，春季刺荥穴；五时主夏，夏季刺俞（输）穴；五音主长夏，长夏刺经穴；五味主秋，秋季刺合穴。是以季节为主，分别与五脏、五色、五时、五音、五味配合，来决定所采用的五输穴位。这与前文以疾病为主的观点不同。

第三段：

> 黄帝曰：何谓藏主冬，时主夏，音主长夏，味主秋，色主春。愿闻其故。歧伯曰：病在藏者，取之井；病变于色者，取之荥；病时间时甚者，取之输；病变于音者，取之经；经满而血者，病在胃；及以饮食不节得病者，取之于合，故命曰味主合。是谓五变也。

此段文中说**“藏主冬”**、**“病在藏者，取之井”**，黄帝问为何藏主冬，歧伯回答：是因为疾病在五脏，邪气深，所以取井穴。**“时主夏”**、**“病时间时甚者，取之输”**，当疾病发作时间已久，或病情时好时坏，则当取俞（输）穴。**“音主长夏”**、**“病变于音者，取之经”**，疾病已经影响发声的变化时，则使用经穴。**“味主秋”**、**“经满而血者，病在胃；及以饮食不节得病者，取之于合”**，经脉血盛满而有瘀血的现象，或是因为饮食不节制，造成消化不良症状时，当使用合穴。**“色主春”**、**“病变于色者，取之荥”**，当疾病变化已在脸部显现不同颜色变化时，采用荥穴。当特别注意的，对于黄帝的提问，歧伯只回答疾病的变化，却没有谈及季节的问题。

一篇〈顺气一日分为四时〉，提及三次五输五变，第一次是以疾病为主，第二次则是以季节为主，第三次很明显的是将第一、二次结合，但歧伯的回答则又是疾病为主。

此外，第三段中歧伯的回答与黄帝所问似乎对不上。但若是将**“藏主冬”**稍改成**“藏主井”**，便可以理解了。此说法从第二段引文便可以说明：冬主井、夏主输（俞）、长夏主经、秋主合、春主荥。从这三段的叙述来看，主要是两个观点：疾病、季节，而以疾病为重。

说完《灵枢》有关五输穴的使用观念后，再来看《难经》的说法。

〈六十五难〉曰：经言所出为井，所入为合，其法奈何？

然：所出为井，井者，东方春也，万物之始生，故言所出为井也。所入为合，合者，北方冬也，阳气入藏，故言所入为合也。

〈六十八〉难曰：五藏六府，各有井荥俞经合，皆何所主？

然：经言所出为井，所流为荥，所注为俞，所行为经，所入为合。井主心下满，荥主身热，俞主体重节痛，经主喘咳寒热，合主逆气而泄。此五藏六府其井荥俞经合所主病也。

〈六十五难〉与〈六十八难〉提到三点：

第一，**“所出为井，所流为荥，所注为俞，所行为经，所入为合。”**这在《灵枢·九针十二原》中便有。

第二，**“所出为井，井者，东方春也”，“所入为合，合者，北方冬也”**。五输穴加入方位，这在《内经》中并未提到。《内经》中只有五脏与五方的结合，如《素问·玉机真藏论》说：

春脉者肝也，东方木也，万物之所以始生也，故其气来，耎弱轻虚而滑……

夏脉者心也，南方火也，万物之所以盛长也，故其气来盛去衰……

秋脉者肺也，西方金也，万物之所以收成也，故其气来，轻虚以浮，来急去散……

冬脉者肾也，北方水也，万物之所以合藏也，故其

> 气来，沉以搏……。

《灵枢·阴阳系日月》仅说：**“五行以东方为甲乙木主春。春者，苍色，主肝，肝者，足厥阴也。”**足见五输穴与五方的搭配始自《难经》。

第三，**“井主心下满，荥主身热，俞主体重节痛，经主喘咳寒热，合主逆气而泄。”**这也未见于《内经》，而是始于《难经》。

五输穴见于《难经》的记载还有：

> 〈七十四难〉曰：经言春刺井，夏刺荥，季夏刺俞，秋刺经，冬刺合者，何谓也？
>
> 然：春刺井者，邪在肝；夏刺荥者，邪在心；季夏刺俞者，邪在脾；秋刺经者，邪在肺；冬刺合者，邪在肾。
>
> 其肝、心、脾、肺、肾而系于春、夏、秋、冬者，何也？
>
> 然：五藏一病，辄有五也。假令肝病，色青者肝也，臊臭者肝也，喜酸者肝也，喜呼者肝也，喜泣者肝也。其病众多，不可尽言也。四时有数，而并系于春夏秋冬者也。针之要妙，在于秋毫者。

〈七十四难〉前段说**“春刺井者，邪在肝。”**《素问·玉机真藏论》中说肝属春东方甲乙木，与〈七十四难〉春时邪在肝是相同的。两者五脏与五方的搭配是基本一致的，只是《素问》缺少长夏（亦作季夏）脾。

〈七十四难〉说春刺井、夏刺荥、季夏刺俞、秋刺经、冬刺合，与前引《灵枢·顺气一日分为四时》所说**“藏主冬，冬刺井。”**完全不相同。

	井	荥	俞	经	合
〈七十四难〉	春	夏	季夏	秋	冬
《灵枢》	冬	春	夏	长夏	秋

（季夏与长夏意思是相同的）

〈七十三难〉曰：诸井者，肌肉浅薄，气少，不足使也，刺之奈何？

然：诸井者，木也；荥者，火也。火者，木之子，当刺井者，以荥泻之。故经言补者不可以为泻，泻者不可以为补，此之谓也。

《灵枢》只说了井穴的五行，《难经·六十四难》依据五输穴的流注，依次加上五行，形成五输穴与五行的搭配：阴经为“井木、荥火、俞土、经金、合水”，阳经为“井金、荥水、俞木、经火、合土”。〈七十四难〉却说：**“诸井者，木也；荥者，火也。”**显然是依据阴经为主，后又依据五行生成的子母关系，推演虚者补其母、实者泻其子。这也是《内经》所没有的。《灵枢》中对五输穴的使用首重疾病变化，其次是季节。但《难经》对于疾病变化的描述甚少，而对五方、季节、五行生成的叙述较完整。

综上来看，对于五输穴的描述，除了**“所出为井，所流为荥，所注为俞，所行为经，所入为合”**《内经》与《难经》一致之外，其余如五输穴与五方、季节、子母补泻等，两部医书所说都是不同的。可见，今日我们对于五输穴的认识实际上多来自《难经》，而非《内经》。

四、《子午流注针经》的五输穴

元刊本《子午流注针经》卷二〈井荥所属〉中说：

阴井木，阳井金；阴荥火，阳荥木；阴俞土，阳俞水；阴经金，阳经火；阴合水，阳合土。昔圣人先立井、荥、俞、经、合配象五行，则以十二经中各有子母。故刺法云虚则补其母，实则泻其子。假令肝自病，实则泻肝之荥，属火，是子；若虚，则补肝之合，属水，是母。余皆仿此。

这段文字很明显是来自《难经》中〈六十四难〉与〈七十四难〉的合并。关于五输穴的描述则使用图说，可以参考书末《元刊本〈子午流注针经〉校对》。《十二经脉经穴图说》部分，主要说明五输穴的位置与五行属性，除了少数几幅图可能因刊印问题或时间久远已模糊不清，其余基本上遵循《六十四难》的叙述。十二经脉经穴图说的问题不大，最大的问题出在《子午流注针经》卷下〈井荥歌诀六十首〉中，而这部分也是整个子午流注针法最重要的一部分。这一部分我们分成两个方面来讨论：一是与记载〈井荥歌诀六十首〉内容相似的明代医籍的比对；二是与《内经》、《难经》的比较。

1.《子午流注针经》与明代医籍的比对

明代医书中，有记载与《子午流注针经》卷下〈井荥歌诀六十首〉相似内容者，依成书先后次序为：《普济方》、徐凤《针灸大全》、陈言《杨敬斋针灸全书》、杨继洲《针灸大成》。

我们以足厥阴肝经、足少阳胆经为例（一来包含阴经与阳经，二来是表里相对的一组经脉）。先后依次是：元刻本《子午流注针经》、《普济方》、《针灸大全》、《杨敬斋针灸全书》、《针灸大成》。

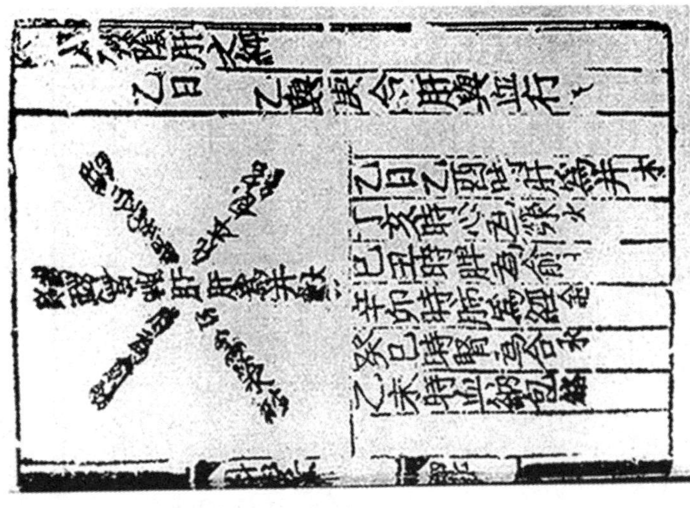

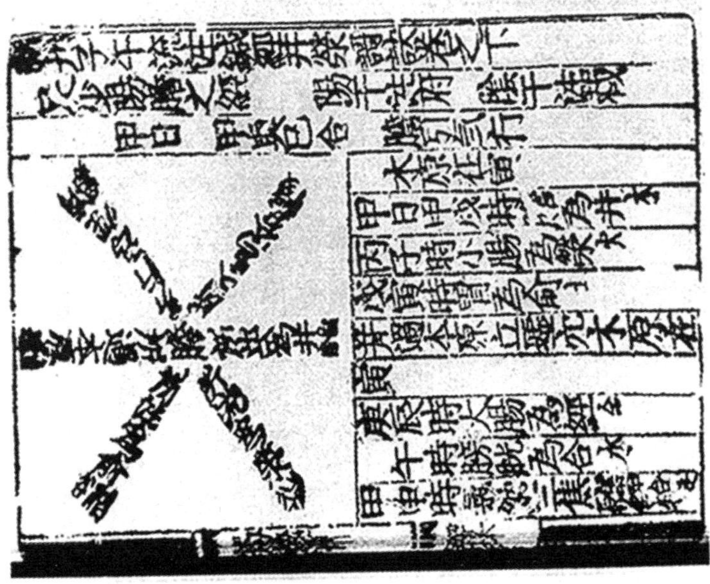

（《子午流注针经》，元刻本）

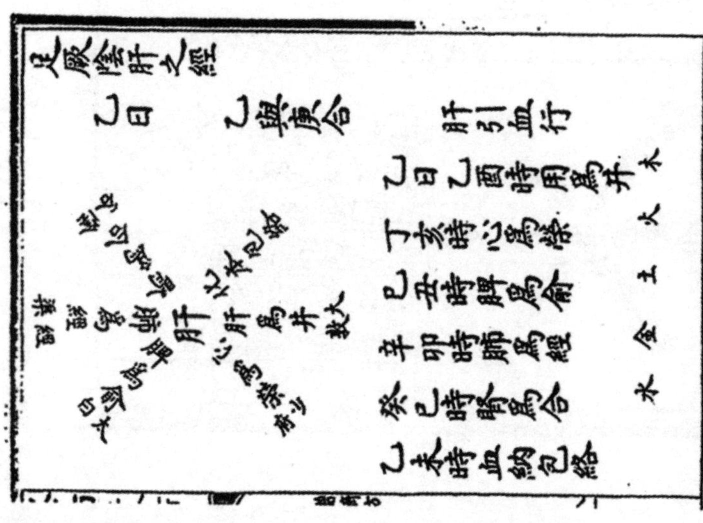

足厥陰肝之經

乙日

乙與庚合

肝引血行

乙日乙酉時用爲井木

丁亥時心爲滎火

己丑時脾爲俞土

辛卯時肺爲經金

癸巳時腎爲合水

乙未時血納包絡

足少陽膽之經

甲日

甲與己合

膽引氣行

陽肝注腑

陰肝注臟

木原在甲

甲日甲戌時膽爲井木

丙子時小腸爲滎火

戊寅時胃爲俞土

并過本原邱墟穴木原在寅

庚辰時大腸爲經金

壬午時膀胱爲合水

甲申時氣納三焦

（《普济方》，文渊阁四库全书本）

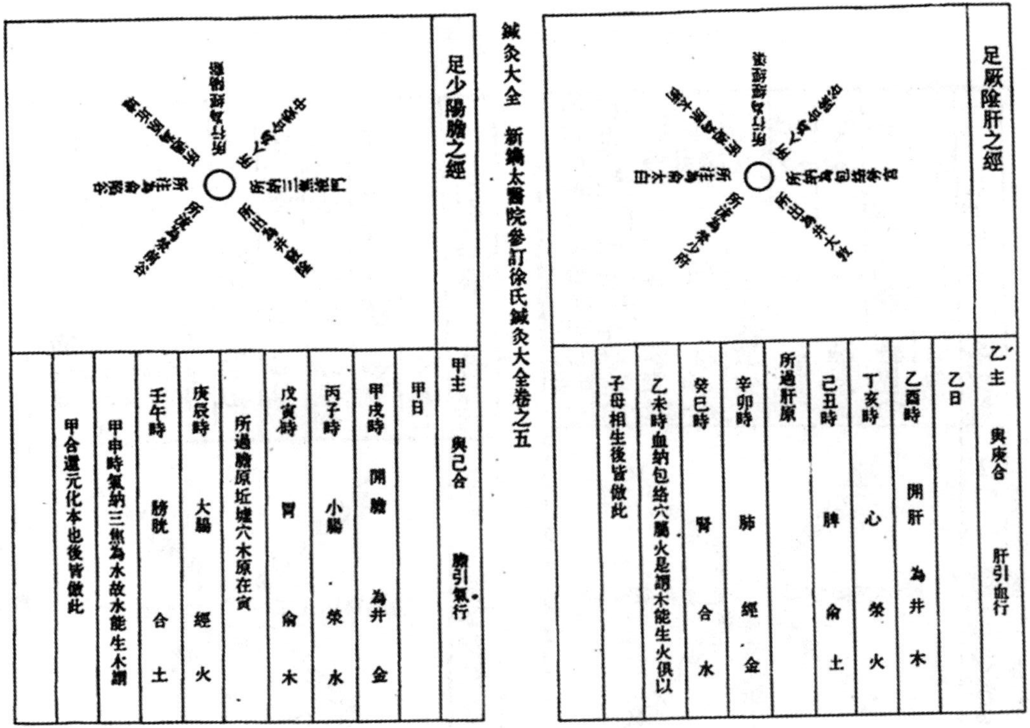

鍼灸大全　新鐫太醫院參訂徐氏鍼灸大全卷之五

足厥陰肝之經

乙主　與庚合　肝引血行
乙日
乙酉時　開肝　為井木
丁亥時　心　滎火
己丑時　脾　俞土
所過肝原
辛卯時　肺　經金
癸巳時　腎　合水
乙未時血納包絡六腑火是謂木能生火俱以
子母相生後皆倣此

足少陽膽之經

甲主　與己合　膽引氣行
甲日
甲戌時　開膽　為井金
丙子時　小腸　滎水
戊寅時　胃　俞木
所過膽原坵墟穴木原在寅
庚辰時　大腸　經火
壬午時　膀胱　合土
甲申時氣納三焦為水故水能生木謂
甲合還元化本也後皆倣此

（徐凤《针灸大全》，人民卫生出版社，1987 年 4 月）

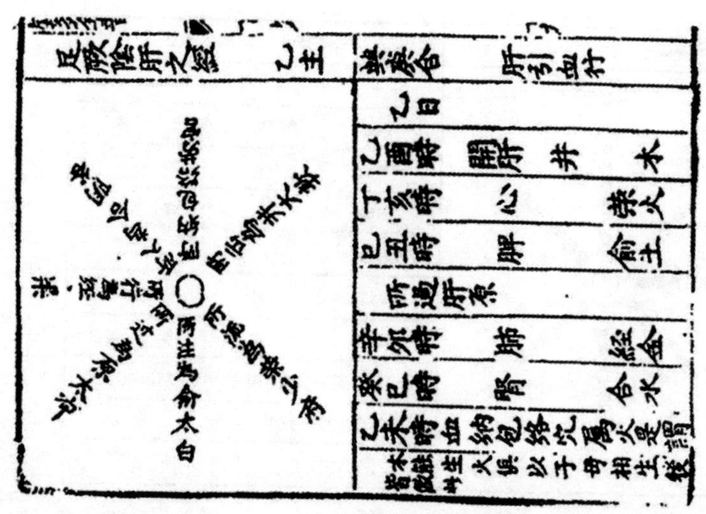

（陈言《杨敬斋针灸全书》，明万历辛卯余碧泉刊本）

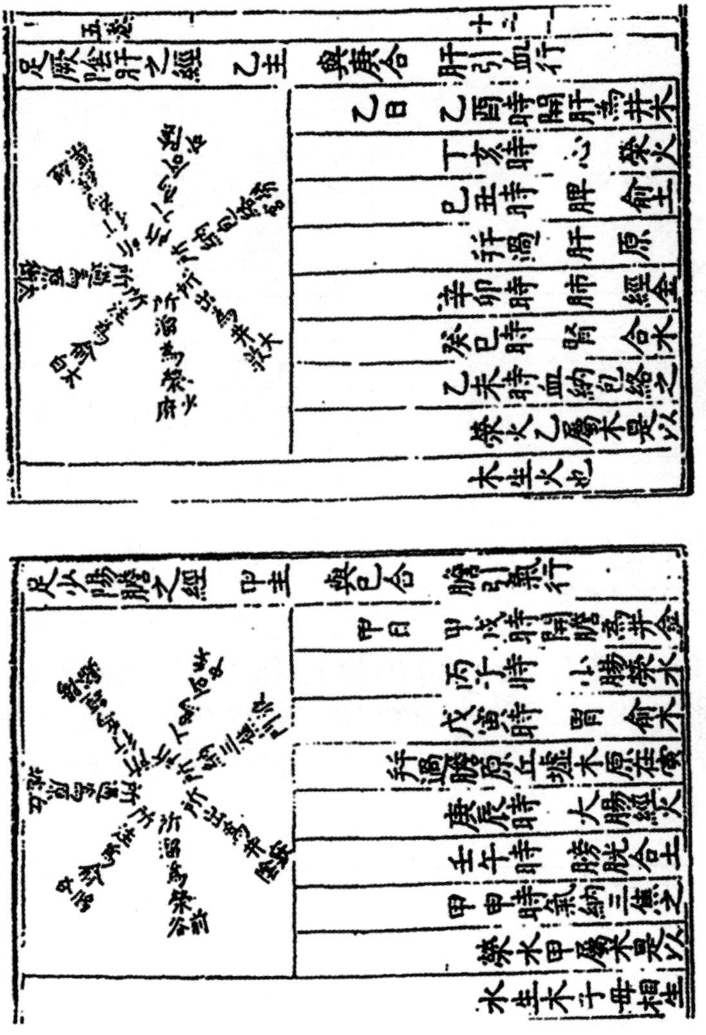

足厥陰肝之經　乙主　與庚合　肝引血行

乙日　乙酉時開肝為井木
丁亥時　心　滎火
己丑時　脾　俞土
幷過　肝　原
辛卯時　肺　經金
癸巳時　腎　合水
乙未時血納包絡之
滎火乙屬木是以
木生火也

足少陽膽之經　甲主　與己合　膽引氣行

甲日　甲戌時開膽為井金
丙子時　小腸滎水
戊寅時　胃　俞木
幷過膽原丘墟木原在寅
庚辰時　大腸經火
壬午時　膀胱合土
甲申時氣納三焦之
滎水甲屬木是以
水生木子母相生

（杨继洲《针灸大成》，明万历辛丑山西巡按赵文炳刊本）

比对上引五部医书，其在足厥阴肝经部分的阐述是一致的，而足少阳胆经部分则存在差异。

足厥阴肝经	井	荥	俞	经	合
《子午流注针经》	木	火	土	金	水
《普济方》	木	火	土	金	水
徐凤《针灸大全》	木	火	土	金	水
陈言《杨敬斋针灸全书》	木	火	土	金	水
杨继洲《针灸大成》	木	火	土	金	水

足少阳胆经	井	荥	俞	经	合
《子午流注针经》	木	火	土	金	水
《普济方》	木	火	土	金	水
徐凤《针灸大全》	金	水	木	火	土
陈言《杨敬斋针灸全书》	金	水	木	火	土
杨继洲《针灸大成》	金	水	木	火	土

《普济方》与《子午流注针经》记载相同，余三书则另成系统，此当不是笔误或刊印不清的问题。要弄清楚这一问题，只能将剩下十条经脉一一比对。下面便将五部医书中所记余下的十条经脉制表如下：

手太阳小肠经	井	荥	俞	经	合
《子午流注针经》	火	土	金	水	木
《普济方》	火	土	金	水	木
徐凤《针灸大全》	金	水	木	火	土
陈言《杨敬斋针灸全书》	金	水	木	火	土
杨继洲《针灸大成》	金	水	木	火	土

手少阴心经	井	荥	俞	经	合
《子午流注针经》	火	土	金	水	木
《普济方》	火	土	金	水	木
徐凤《针灸大全》	木	火	土	金	水
陈言《杨敬斋针灸全书》	木	火	土	金	水
杨继洲《针灸大成》	木	火	土	金	水

足阳明胃经	井	荥	俞	经	合
《子午流注针经》	土	金	水	木	火
《普济方》	土	金	水	木	火
徐凤《针灸大全》	金	水	木	火	土
陈言《杨敬斋针灸全书》	金	水	木	火	土
杨继洲《针灸大成》	金	水	木	火	土

足太阴脾经	井	荥	俞	经	合
《子午流注针经》	土	金	水	木	火
《普济方》	土	金	水	木	火
徐凤《针灸大全》	木	火	土	金	水
陈言《杨敬斋针灸全书》	木	火	土	金	水
杨继洲《针灸大成》	木	火	土	金	水

手阳明大肠经	井	荥	俞	经	合
《子午流注针经》	金	水	木	火	土
《普济方》	金	水	木	火	土
徐凤《针灸大全》	金	水	木	火	土
陈言《杨敬斋针灸全书》	金	水	木	火	土
杨继洲《针灸大成》	金	水	木	火	土

手太阴肺经	井	荥	俞	经	合
《子午流注针经》	金	水	木	火	土
《普济方》	金	水	木	火	土
徐凤《针灸大全》	木	火	土	金	水
陈言《杨敬斋针灸全书》	木	火	土	金	水
杨继洲《针灸大成》	木	火	土	金	水

足太阳膀胱经	井	荥	俞	经	合
《子午流注针经》	水	木	火	土	金
《普济方》	水	木	火	土	金
徐凤《针灸大全》	金	水	木	火	土
陈言《杨敬斋针灸全书》	金	水	木	火	土
杨继洲《针灸大成》	金	水	木	火	土

足少阴肾经	井	荥	俞	经	合
《子午流注针经》	水	木	火	土	金
《普济方》	水	木	火	土	金
徐凤《针灸大全》	木	火	土	金	水
陈言《杨敬斋针灸全书》	木	火	土	金	水
杨继洲《针灸大成》	木	火	土	金	水

手少阳三焦经	井	荥	俞	经	合
《子午流注针经》	金	水	木	火	土
《普济方》	金	水	木	火	土
徐凤《针灸大全》					
陈言《杨敬斋针灸全书》					
杨继洲《针灸大成》					

手厥阴心包经	井	荥	俞	经	合
《子午流注针经》	木	火	土	金	水
《普济方》	木	火	土	金	水
徐凤《针灸大全》					
陈言《杨敬斋针灸全书》					
杨继洲《针灸大成》					

通过对五部书中十二经脉五输穴与五行属性的比对，可以发现：

（1）《普济方》所载五输穴与五行的搭配，是实录《子午流注针经》的。而《针灸大全》、《杨敬斋针灸全书》与《针灸大成》所记五输穴与五行搭配内容则完全相同。

（2）徐凤《针灸大全》成书较早，陈言《杨敬斋针灸全书》与杨继洲《针灸大成》都深受《针灸大全》的影响。对于《子午流注针经》内容的录写，可能是录自《针灸大全》。一般在讨论子午流注针法时，大多数人总会引用杨继洲《针灸大成》卷五〈子午流注逐日按时定穴歌〉，这首歌诀便是徐凤所作，在《子午流注针经》与《普济方》中是没有的。

（3）《普济方》是明代周定王朱橚等人编辑成书，时间大约是在明成祖永乐四年（1406年）。徐凤《针灸大全》大约成书于明英宗正统四年（1439年）。《普济方》书成一百六十八卷，收方六万一千余首，篇幅庞大，猜想当时流传不广。直至今日，除《四库全书》收录外，无其他刊本。我们假设徐凤没有看过《普济方》，但定看过《针灸四书》，这在“《子午流注针经》一书与作者”一节便讨论过。那只有两种可能：一是朱橚与徐凤所见的《子午流注针经》刻本不同，但即便如此也不应当有这么多差异。二是徐凤在撰写《针灸大全》时，修改了《子午流注针经》的内容。

（4）徐凤《针灸大全》卷五〈子午流注逐日按时定穴诀〉末有段话说：

> 右子午流注之法，无以考焉。虽《针灸四书》所载，尤且不全。还元返本之理，气血所纳之穴，具隐而不具矣。今将流注按时定穴编成歌括一十首，使后之学者易为记诵，临用之时不待思忖。且后图乃先贤所缀，故不敢废，备载于后，庶有所证耳。原图十二，今分十耳。

这段话《杨敬斋针灸全书》也有，《针灸大成》中却未见。除凤已经说清楚了，所见《针灸四书》是不全的，本该有十二幅图，但可能删除了心包经与三焦经，《杨敬斋针灸全书》与《针灸大成》也只有十幅图，缺心包经与三焦经。如此便可证明第（2）、（3）论点之可信度。

（5）《子午流注针经》中五输穴与五行的搭配仍有规律可循。十二经络分表里，即肺经与大肠经、胃经与脾经、心经与小肠经、膀胱经与肾经，以及胆经与肝经，凡是表里其五行便一致。至于心包经则从胆经与肝经，三焦经则从肺经与大肠经。《子午流注针经》卷中〈三焦心包络二经流注说〉云："三焦是阳气之父，心包络是阴血之母也。"故三焦为阳气，故从肺；心包络是阴血，故从肝。

2.《子午流注针经》与《内经》、《难经》的比较

《内经》对于五输穴与五行的搭配所述甚少，只提到井穴。而《难经》则有较为完整的描述，〈六十四难〉所记叙述前已说明。徐凤《针灸大全》便是依照这样的模式来排列的。《杨敬斋针灸全书》、《针灸大成》沿袭《针灸大全》，也就是沿袭《难

经》。

至于《子午流注针经》与《难经》的差异，大致有以下四点：

（1）《子午流注针经》以十二经络表里分组，五行是与脏腑搭配，并非五输穴。《难经》则将十二经络分阴阳，六阳经与六阴经的五输穴都是遵循“木→火→土→金→水”的循环顺序。

（2）将《难经·六十四难》与《子午流注针经》卷中〈井荥所属〉并列观之：

> 阴井木，阳井金；阴荥火，阳荥水；阴俞土，阳俞木；阴经金，阳经火；阴合水，阳合土。（《难经·六十四难》）
>
> **阴井木，阳井金；阴荥火，阳荥木；阴俞土，阳俞水；阴经金，阳经火；阴合水，阳合土。（《子午流注针经》卷中〈井荥所属〉）**

可以发现，阳经荥穴与俞穴，二者是互倒的。那是否《子午流注针经》记载有误？首先参考《普济方》卷四百十三〈井荥所属〉的记载：

> 阴井木，阳井金；阴荥经，阳火荥水；阴俞土，阳俞木；阴经金，阳经火；阴合水，阳合土。

“阴荥经，阳火荥水”，明显存在刊印错漏现象，但其俞穴与《难经》相同。其次，《子午流注针经》卷中的十二张经穴图，其五输穴与五行的搭配与《难经》相同。最后是《难经集注·六十四难》引用宋代阳康侯之说：**“五脏皆为阴，阴井为木，荥为火，俞为土，经为金，合为水。六腑为阳，阳井为金，荥为水，俞为木，经为火，合为土。”**以上皆可说明〈井荥所属〉的记载是有误的。

（3）若是将五行、五脏、五输穴同时考虑，《子午流注针经》中是把五行与五脏搭配的；而《难经》则是五行与五输穴搭配。如《子午流注针经》足少阳胆经、足厥阴肝经的记载是：

甲日甲戌时胆为井（木）
丙子时小肠为荥（火）
戊寅时胃为俞（土）
迸过本原丘墟穴木原在寅
庚辰时大肠为经（金）
壬午时膀胱为合（水）
甲申时气纳三焦（谓诸甲合还原化本）（足少阳胆经）

乙日乙酉时肝为井（木）
丁亥时心为荥（火）
己丑时脾为俞（土）
辛卯时肺为经（金）
癸巳时肾为合（水）
乙未血纳包络（足厥阴肝经）

胆为六腑属木，依据五行相生规律（木→火→土→金→水），足少阳胆经的流注次序便是“胆木→小肠火→胃土→大肠金→膀胱水”。肝为五脏亦属木，足厥阴肝经的流注次序为“肝木→心火→脾土→肺金→肾水”。如此便可说明《子午流注针经》中五输穴与五行的搭配是以十二经络分表里为一组的。

（4）阎明广说：**“复采《难》、《素》遗文，贾氏〈井荥六十首〉法，布经络往还，附针刺孔穴部分，钤括图形，集成一义，名曰〈流注经络井荥图歌诀〉。”**书中许多地方都是采用《难经》的说法，但在五行、五脏、五输穴的搭配上却异于《难经》。唯一较为合理的解释是，这一部分是贾氏〈井荥六十首〉法。但碍于至今无法查到任何有关这位“贾氏”的资料，所以无法确定。

（5）最后来看《内经》的部分。《内经》只提出十一条经脉的五输穴，其中仅有井穴搭配五行，余皆没有。虽缺少心包经，但却将其所属五输穴置于心经上。《难经》只说明五输穴所属五行（即十干），《针灸甲乙经》填补成完整的十二经脉。《针灸大全》、《杨敬斋针灸全书》与《针灸大成》基本上是承接《针灸甲乙经》的，但不知为何缺少心包经与三焦经。关于这一点，或许是受到《针灸大全》的影响。《子午流注针经》虽也是十二经脉，但是五行却与五脏六腑搭配，而不是与五输穴。故今日所言的五输穴并非沿袭自《内经》，而是承袭《难经》之说。

第三篇附录：论长夏

长夏，也被称作“季夏”。《素问》多次提到长夏，却没有说明长夏属哪些月份。而《难经》多称之“季夏”，也未说明时间为何，致使历代各家对其有不同的解说。

以下将从三个方面来讨论，第一是《内经》，第二是《难经》，第三则是其他文献的记载。

一、《内经》中“长夏”的含义

1.《内经》原文所记

《内经》中提到“长夏”次数最多的当属《素问》，例如：

> 所谓得四时之胜者，春胜长夏，长夏胜冬，冬胜夏，

> 夏胜秋，秋胜春，所谓四时之胜也。（〈金匮真言论〉）
>
> 春胜长夏，长夏胜冬，冬胜夏，夏胜秋，秋胜春，所谓得五行时之胜，各以气命其藏。（〈六节藏象论〉）
>
> 平脾脉来，和柔相离，如鸡践地，曰脾平，长夏以胃气为本。（〈平人气象论〉）
>
> 脾主长夏，足太阴阳明主治，其日戊己，脾苦湿，急食甘以缓之。（〈藏气法时论〉）

另外，《灵枢》也提到：

> 脾为牝藏，其色黄，其时长夏，其日戊己，其音宫，其味甘。（〈顺气一日分为四时〉）

从《灵枢》的记载来看：长夏为脾，其色黄，其日戊己，其音宫，其味甘。《素问》所述，长夏主足太阴脾经、足阳明胃经。《素问·玉机真藏论》中说：

> 春脉者肝也，东方木也……夏脉者心也，南方火也……秋脉者肺也，西方金也……冬脉者肾也，北方水也……。

〈玉机真藏论〉只说到春东方木、夏南方火、秋西方金、冬北方水，没提到长夏。但依〈金匮真言论〉与〈六节藏象论〉所说**“春胜长夏，长夏胜冬”**，据五行生克，木克土而土克水，所以春木克长夏土而长夏土克冬水。郑玄注〈系辞上〉云：**“天五生土于中……地十成土于中与天五并也。”**所以，长夏当是居中央位置。

我们可以整理一下：长夏，脏腑为脾胃，主足太阴经与足阳明经，颜色为黄，居中央，五行为土，十干为戊己。至于当属哪些月份？尚未可知。

2.《内经》各家注释

最早校注《内经》者为南北朝时期的全元起，但其书今已亡佚。北宋林亿等重新校注作《重广补注黄帝内经素问》，该书保留了全元起的说法，在〈藏气法时论〉**“脾主长夏，足太阴阳明主治”**引全元起之说：

> 脾王四季，六月是火王之处，盖以脾主中央，六月是十二月之中，一年之半，故脾主六月也。

脾主长夏，脾主六月，即是说长夏为六月。原因是脾主中央，而六月是在一年中居于中间的时段，所以长夏为六月。

而后唐代王冰的注释分别在〈六节藏象论〉：**“春胜长夏，长夏胜冬，冬胜夏，夏胜秋，秋胜春，所谓得五行时之胜，各以气命其藏。”**王冰注：

> 四时之中，加之长夏，故谓得五行时之胜也。所谓长夏者，六月也，土生于火，长在夏中，既长而王，故云长夏也。

又，〈藏气法时论〉**“脾主长夏，足太阴阳明主治。”**王冰注：

> 长夏，谓六月也，夏为土母，土长于中，以长而治，故云长夏。

又，〈太阴阳明论〉**“脾者土也，治中央，常以四时长四藏，各十八日寄治，不得独主于时也。”**王冰注：

土气于四时之中，各于季终寄王十八日，则五行之气各王七十二日，以终一岁之日矣。

又，〈刺要论〉**“脾动则七十二日，四季之月，病腹胀，烦不嗜食。”**王冰注：

七十二日四季之月者，谓三月、六月、九月、十二月各十二日后，土寄王十八日也。

王冰认为，四时加季夏主要是为了与五行相对应。但对于时间，王冰提到两种说法：

（1）在六月，与全元起之说相同。

（2）在每一季节末的十八日，即三月、六月、九月、十二月，各月十二日后起十八日，也就是三月、六月、九月、十二月的十三日至三十日。

后世各家注释主要有：清代张志聪《黄帝内经素问集注》卷一〈生气通天论〉：**“长夏湿土主气，是以四之气大暑、立秋、处暑、白露，乃太阴所主。”**清代高士宗《黄帝素问直解》卷九〈阴阳类论〉：**“六月长夏，属于至阴，时当至阴，阳气尽浮于外。”**清代汪琥辨《素问灵枢类纂约注》卷中〈病机第三〉：**“季夏十八日为长夏。”**清代姚止庵《素问经注节解》卷一〈六节脏象论〉：**“长夏者，六月也。土生于火，长在夏中，既长而旺，故云长夏也。”**卷二〈平人气象论〉：**“长夏，夏季十八日也。”**卷四《五常政大论》：**“长夏，六月也，火王之时。”**日本丹波元珍《素问识》卷一〈生气通天论〉：**“盖春夏冬，每一时各有三月，故其令亦各就其本时而行也，若长夏则寄旺於六月之一月耳。”**

综观各家注释“长夏”的时间说法：

（1）在二十四节气中的大暑、立秋、处暑、白露。

（2）六月。

（3）季夏（六月）中的十八日。

二、《难经》中“长夏”的含义

《难经》提到“长夏”只有两处：

五十六难曰：五藏之积，各有名乎？以何月何日得之？

然：肝之积名曰肥气，在左胁下，如覆杯，有头足。久不愈，令人发咳逆，痎疟，连岁不已。以季夏戊己日得之。何以言之？肺病传于肝，肝当传脾，脾季夏适王，王者不受邪，肝复欲还肺，肺不肯受，故留结为积。故知肥气以季夏戊己日得之。

七十四难曰：经言春刺井，夏刺荥，季夏刺俞，秋刺经，冬刺合者，何谓也？

然：春刺井者，邪在肝；夏刺荥者，邪在心；季夏刺俞者，邪在脾；秋刺经者，邪在肺；冬刺合者，邪在肾。

从这两处所能获得信息甚少。〈五十六难〉说**“以季夏戊己日得之”**，这在《素问》已知晓。〈七十四难〉说季夏刺俞穴，因为病邪在脾。季夏主脾，也是在《素问》已知晓，从〈七十四难〉只多知道当针刺俞穴。而《难经》各家的注释中有提及者，《难经集注·四难》：**“脾者中州，故其脉在中。”**引唐代杨玄操注曰：

脾王于季夏，主养四脏。其脉来大小浮沉，故依四时。王脉俱至四季一十八日，即变宽缓，是脾之王气也。

另外还有日本滕万卿《难经古义·五十六难》曰：**“脾季夏六月适王。”**这两种说法，六月之说前述已见，至于**“四季一十八日”**在上述中尚未见过。但观全文所说，应当是指四季中每一季各十八日，但未如王冰所述明确。

三、其他文献中“长夏”的含义

在其他文献中，可以找到一些有关“长夏”或是“季夏”的相关记载，如《礼记·月令》：

> 季夏之月，日在柳，昏火中，旦奎中。其日丙丁。其帝炎帝，其神祝融。其虫羽。其音征，律中林钟。其数七。其味苦，其臭焦。

又《礼记·明堂位》：

> 季夏六月，以禘礼祀周公于大庙。

《吕氏春秋·季夏纪·六月纪》：

> 季夏之月：日在柳，昏心中，旦奎中。其日丙丁。其帝炎帝。其神祝融。其虫羽。其音征。律中林钟。其数七。其味苦。其臭焦。

今日所见的《礼记》为《小戴礼记》，为汉代戴圣修定而成。而《吕氏春秋》则是战国晚期所成，二者年代相差不算太大。《吕氏春秋》的文字可能来自于古《礼》，即未经修定的。从《礼记·月令》与《吕氏春秋》的记载无法判断长夏是哪一段时间。《素问·藏气法时论》说：

> 心主夏，手少阴太阳主治，其日丙丁，心苦缓，急

食酸以收之。脾主长夏，足太阴阳明主治，其日戊己，脾苦湿，急食甘以缓之。

故《礼记·月令》与《吕氏春秋》所说与我们在寻找的“长夏”或是“季夏”应当是无关的。而《礼记·明堂位》所说“季夏”指六月，这与《内经》各家注释之一是相同的。

西汉扬雄《太玄·太玄数》：**“五五为土，为中央，为四维，日戊已，辰辰戌丑未……。”**这段话虽然没说明指“长夏”或“季夏”，但**“五五为土”**、**“为中央”**、**“日戊己”**与《内经》表述是一样的，因此应当是指长夏或季夏的。而根据《太玄数》的说法为辰、戌、丑、未四个月份，则为“大寒、谷雨、大暑、霜降”，所属月份与唐代王冰（三月、六月、九月、十二月）一样。

地支	节气	月份
子月	冬至	十一月
丑月	大寒	十二月
寅月	雨水	正月
卯月	春分	二月
辰月	谷雨	三月
巳月	小满	四月
午月	夏至	五月
未月	大暑	六月
申月	处暑	七月
酉月	秋分	八月
戌月	霜降	九月
亥月	小雪	十月

四、长夏可能的时间

在讨论长夏可能的时间前，先就季夏的情况说明。季夏除指长夏外，尚指夏季三个月份的最后一个月份。《内经》很清楚地使用长夏，但到了《难经》便出现长夏、季夏共用的现象，很显然，长夏不应当是指夏季最后一个月份。《内经》也很清楚地将长夏与春、夏、秋、冬并论，若是指夏季最后一个月份，便成为月份对季节，又要如何**“旺于四季”**，也无法**“动七十二日”**。也因此，六月说、季夏十八日说似乎不合于《内经》长夏的时间。而可能也因为《难经》中出现长夏、季夏共用的现象，导致后代医者便将长夏当季夏，所以出现六月之说。

至于四季每一季中的十八日，总和共七十二日，看似符合《内经》长夏**“动七十二日”**的时间，只是我们不清楚这每一季的十八日要从哪天开始？又到哪天结束？所以时间上也难以明确。

较为合理的说法有二：

（1）王冰所说：“于季终寄王十八日”与“三月、六月、九月、十二月各十二日后，土寄王十八日也”是相同的，也与扬雄《太玄·太玄数》所指“大寒、谷雨、大暑、霜降”月份相同，只是王冰所说时间较扬雄更为准确，也就是在三月、六月、九月、十二月，每一个月的十二日后起十八日，即每个月的十三日至三十日这段时间。

（2）清代张志聪《黄帝内经素问集注》所说的“大暑、立秋、处暑、白露”。

王冰与张志聪的说法，在没有更多的证据来说明的情况下，谁是谁非尚难断论，但至少比起六月说、季夏某十八日或夏季最后一个月份的说法，我们认为是更为合理的。

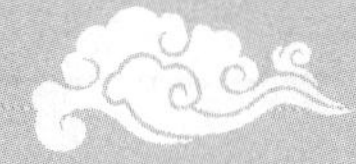

第四篇　文献记载上的矛盾

子午流注法存有许多矛盾、不解之处，但这往往被忽略了。但我们不能由此说子午流注法无用。本书不是站在临床的角度，而是以文献记载的角度，来讨论矛盾与不解之处，这一点是必须说清楚的。

审视窦桂芳编辑的《针灸四书》中的《子午流注针经》，除去内容不完整，就现有的内容也有不少矛盾与不解之处。从《子午流注针经》来看，真正表达了子午流注针法的当属卷下〈井荥歌诀六十首〉，这可能为贾氏所作，徐凤也是依据〈井荥歌诀六十首〉编成〈子午流注逐日按时定穴诀〉。而子午流注法最具疑义处就是〈井荥歌诀六十首〉。

一、五输穴与五行的搭配

五输穴与五行的配合，自《难经》、《针灸甲乙经》之后便形成固定的模式。但是五行的生克在子午流注法中的角色是什么？试引《子午流注针经》与徐凤《针灸大全》卷五〈足少阳胆经流注图〉的记载来看：

足少陽膽之經

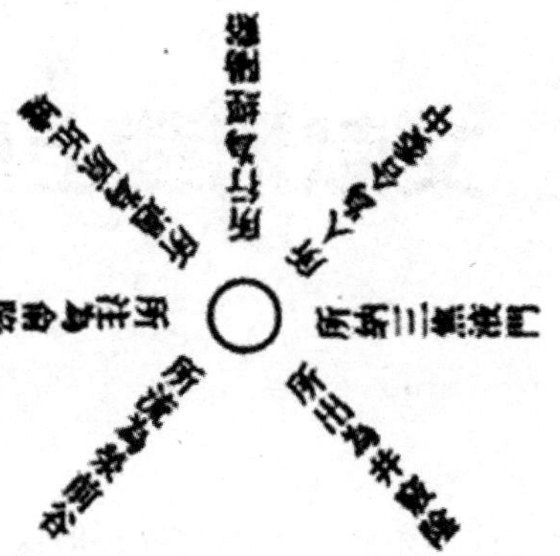

甲主　與己合　膽引氣行

甲日

甲戌時　開　膽　為井　金

丙子時　小腸　滎　水

戊寅時　胃　俞　木

所過膽原坵墟六木原在寅

庚辰時　大腸　經　火

壬午時　膀胱　合　土

甲申時氣納三焦為水故水能生木謂

甲合還元化本也後皆倣此

（徐凤《针灸大全》）

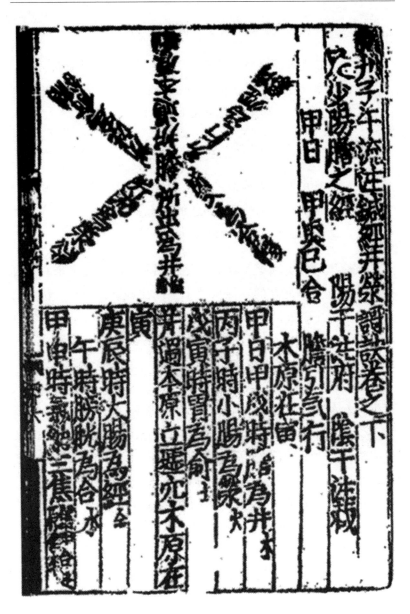

子午流注鍼經并榮腧圖歌卷之下

少陽膽之經 陽干注腑 陰干注藏

甲日 甲與己合 膽引氣行

木原在寅

甲日甲戌時膽為井木

丙子時小腸為滎火

戊寅時胃為俞土

并過本原丘墟穴木原在寅

庚辰時大腸為經金

壬午時膀胱為合水

甲申時氣納三焦

（《子午流注针经》）

徐凤《针灸大全》卷五〈子午流注逐日按时定穴诀〉说：

> 甲日戌时胆窍阴，丙子时中前谷荥，戊寅陷谷阳明俞，返本丘墟木在寅，庚辰经注阳溪穴，壬午膀胱委中寻，甲申时纳三焦水，荥合天干取液门。

卷五〈论子午流注之法〉云：

> 甲日戌时，以开胆井，至戊寅时，正当胃俞，而又并过胆原，重见甲申时，气纳三焦荥穴，属水，甲属木，是以水生木，谓甲合还元化本。

从徐凤《针灸大全》卷五〈足少阳胆经流注图〉来看，五行与五输穴是相配合的。但从〈子午流注逐日按时定穴诀〉与〈论子午流注之法〉中却看不到五行与五输穴是相配合的。特别是从〈论子午流注之法〉中**“气纳三焦荥穴，属水，甲属木，是以水生木，谓甲合还元化本”**一段来看，三焦荥穴为液门穴，三焦属阳相火，液门穴为阳荥水，甲为胆木，水生木，是指液门穴以生胆木。所开诸穴：窍阴（井金）、前谷（荥水）、陷谷（俞木）、阳溪（经火）、委中（合土）。据此，我们可以说〈足少阳胆经流注图〉下的五行是与五输穴搭配的，这种搭配模式与《难经》、《针灸甲乙经》是一样的。

然而在〈五输与五行〉中我们曾提到《子午流注针经》中的十二经脉流注图的五行与《针灸大全》、《杨敬斋针灸全书》、《针灸大成》的记载都不一样，这岂不矛盾？且《子午流注针经》中经脉流注图的五行是有规律性的，不是胡乱编撰的。

再举一例来看，《针灸大全》卷五〈子午流注逐日按时定穴诀〉云：

> 丙日申时少泽当，戊戌内庭治胀康，庚子时在三间俞，本原腕骨可祛黄，壬寅经火昆仑上，甲辰阳陵泉合长，丙午时受三焦木，中渚之中子细详。

小肠经属阳为火，三焦属阳为相火，五行中火不可能生火。文中**“丙午时受三焦木，中渚之中子细详”**，为三焦经的中渚穴俞木，而木便可以生火。所开诸穴：少泽（井金）、内庭（荥水）、三间（俞木）、昆仑（经火）、阳陵泉（合土）。这样的穴位、五行组合与〈足厥阴肝经流注图〉一样。

比对《子午流注针经》的内容，同样可以发现五行与五输穴的搭配是不一样的。换言之，即今所用子午流注法中五行与五输穴的搭配，是遵循《针灸大全》、《针灸大成》，而不是依据《子午流注针经》。

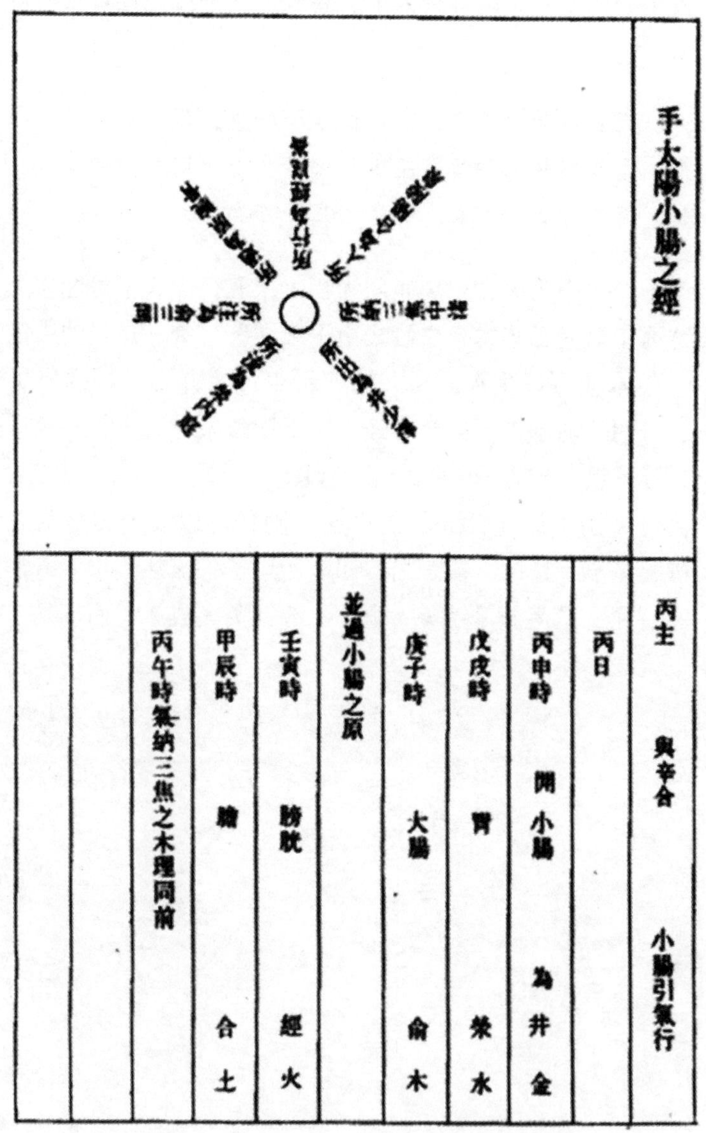

丙主	與辛合	小腸引氣行
丙日		
丙申時	開 小腸	為井金
戊戌時	胃	滎水
庚子時	大腸	俞木
並過小腸之原		
壬寅時	膀胱	經火
甲辰時	膽	合土
丙午時氣納三焦之木理同前		

（徐凤《针灸大全》）

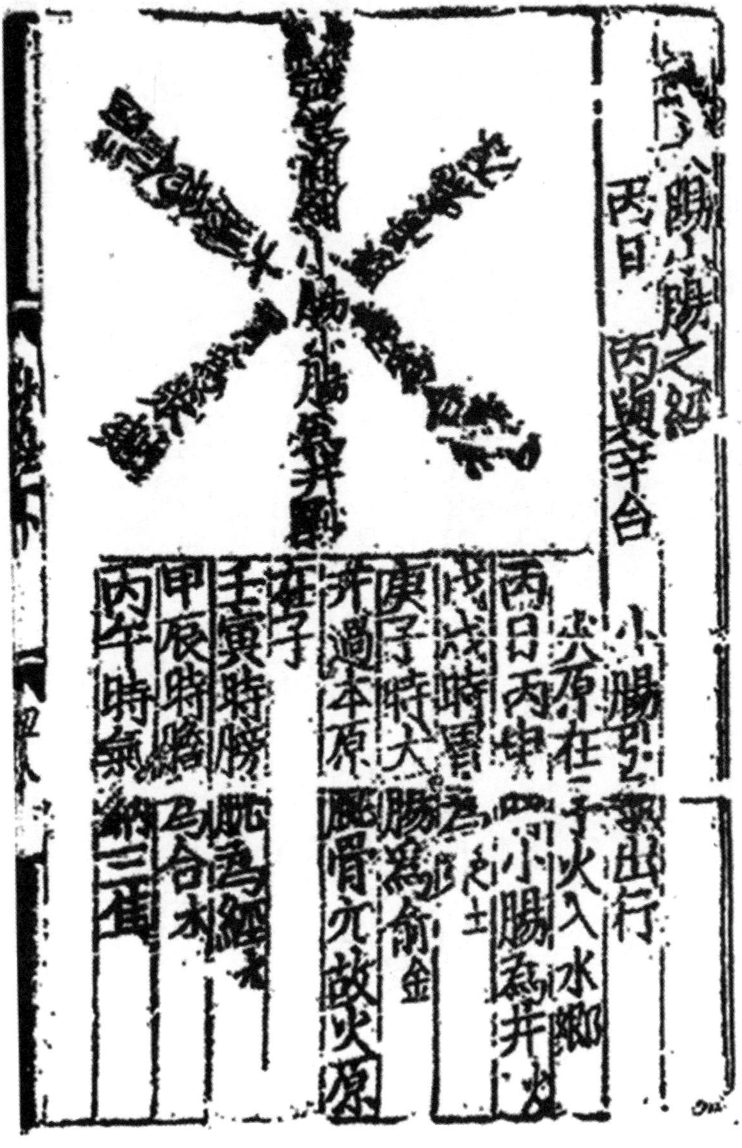

丙日　丙與辛合

小腸引氣出行

穴原在二手火入水鄉

丙日丙申時小腸為井水

戊戌時胃為俞土

庚子時大腸為俞金

并過本原腕骨穴故火原

壬寅時膀胱為經木

甲辰時膽為合木

丙午時氣納三焦

（《子午流注针经》）

二、《子午流注针经》中所载五输穴与五行的搭配

有关《子午流注针经》中五输穴与五行的搭配，除了上述的十二经脉流注图外，还有一处，即卷中的十二经脉经穴图。这十二张经穴图只标示五输穴与原穴的位置，以及五输穴的五行。我们同样以足厥阴肝经与手太阳小肠经为例：

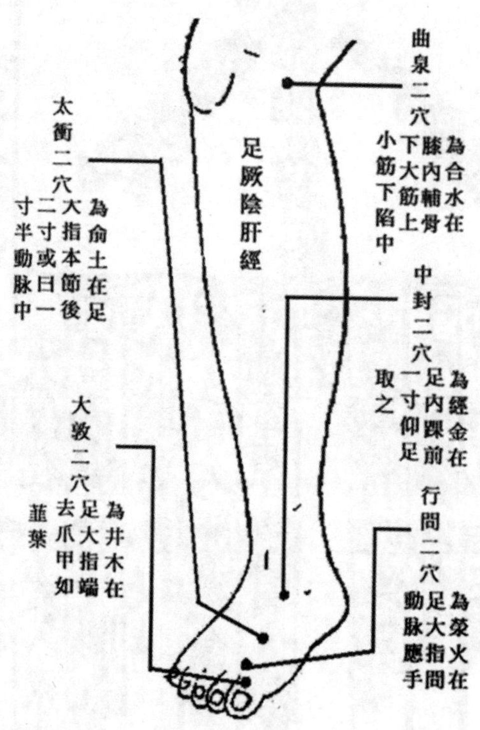

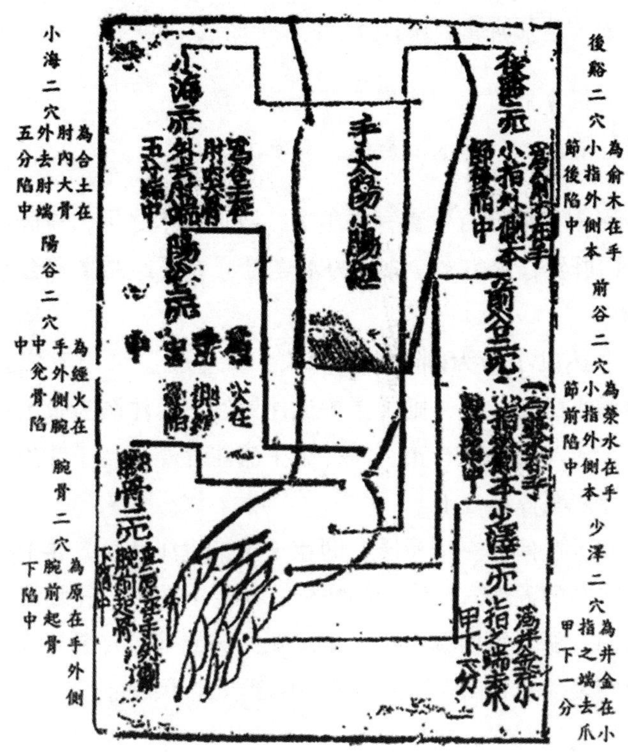

从这两张图可以看到两条经脉五输穴与五行的搭配，分别为——

足厥阴肝经：大敦井木、行间荥火、太冲俞土、中封经金、曲泉合水。

手太阳小肠经：少泽井金、前谷荥水、后溪俞木、阳谷经火、小海合土。

这样的组合符合《难经·六十四难》所说的：**“阴井木，阳井金；阴荥火，阳荥水；阴俞土，阳俞木；阴经金，阳经火；阴合水，阳合土。**”在《〈子午流注针经〉一书与作者》中也曾提到，这十二经脉经穴图可能来自《难经集注》。《子午流注针经》卷中〈井荥所属〉说：

> 假令肝自病，实则泻肝之荥，属火，是子；若虚，则补肝之合，属水，是母。余皆仿此。

肝属木，依五行生克，木生火，故火为木之子，找肝经行间穴荥火泻肝实；水生木，故水为木之母，寻肝经曲泉穴合水补肝虚。

依上述以小肠为例，小肠属火，火生土。采用流注图的说法，要泻小肠实找土，则《子午流注针经》流注图为荥土；《针灸大全》流注图则是合土。而《子午流注针经》与《针灸大全》两书的经穴图皆是合土。

因此，这便有一个矛盾，即在《子午流注针经》卷中的十二经脉经穴图的五输穴、五行的搭配，与卷下的十二经脉流注图是不一样的。那要采用哪一个才正确呢？又或是经穴图与流注图，这两者所表示的五输穴与五行的搭配意义是不同的？

三、五行所表示的意义

《针灸大成》有关子午流注法是承袭《针灸大全》而来，其五行搭配与《子午流注针经》不一样，其所代表的意义是否相同？若是相同，表示自《针灸大全》以降至今日所用都是错误的。若是不相同，那所代表的意义又是什么呢？

我们将《针灸大全》与《子午流注针经》的流注图制成表格，以方便之后的对比与说明。首先来看足少阳胆经：

时间	五输	五脏（五行）	穴位（所属经脉与五输五行）	《针灸大全》	《子午流注针经》
甲戌时	井	胆（木）	足窍阴穴（足少阳胆井金）	金	木
丙子时	荥	小肠（火）	前谷穴（手太阳小肠荥水）	水	火
戊寅时	俞	胃（土）	陷谷穴（足阳明胃俞木）	木	土
庚辰时	经	大肠（金）	阳溪穴（手阳明大肠经火）	火	金
壬午时	合	膀胱（水）	委中穴（足太阳膀胱合土）	土	水

从上表来看，《针灸大全》的五行是指五输穴的，而《子午流注针经》则是指五脏。

再来看手少阳三焦经的情况：

时间	五输	五脏（五行）	穴位（所属经脉与五输五行）	《针灸大全》	《子午流注针经》
丙申时	井	小肠（火）	少泽穴（手太阳小肠井金）	金	火
戊戌时	荥	胃（土）	内庭穴（足阳明胃荥水）	水	土
庚子时	俞	大肠（金）	三间穴（手阳明大肠俞木）	木	金
壬寅时	经	膀胱（水）	昆仑穴（足太阳膀胱经火）	火	水
甲辰时	合	胆（木）	阳陵泉穴（足少阳胆合土）	土	木

同样的，《针灸大全》是五行、五输穴搭配，而《子午流注针经》则是五行配五脏。显然，《子午流注针经》十二经脉流注图中，五行配五脏六腑，而不是五输穴。

在《内经》、《难经》中的脏腑五行生克，是以本经五输穴的五行生克。今《针灸大全》、《杨敬斋针灸全书》与《针灸大成》所记，都是以他经穴位来进行五行生克，这样的思维理论与《内经》、《难经》并不相同。

四、时间推算法的方式

依《子午流注针经》中所说：**“欲知人气所在，用五子元建日时。**”在卷中有〈五子元建日时歌〉：

> 甲己之日丙作首，乙庚之辰戊为颐，丙辛便从庚上起，
> 丁壬壬寅顺行流，戊癸甲寅定时候，六十首法助医流。

这首歌诀内容本身是没有问题的，问题出在歌诀内容与标题〈五子元建日时歌〉是不相合的。标题说是建日、时的，但这首歌诀并非是用于推算日、时的，而是推算年、月的。这首歌诀在术数方面的使用称为“五虎遁元年上起月法”、“五虎遁月歌”、“五虎遁年起月诀”，或简称“五虎遁”，是依据年来推算月份的。

> 甲己之年丙作首，乙庚之岁戊为头，丙辛之上庚寅起，
> 丁壬壬寅顺行流，更有戊癸何方见，甲寅之上好推求。

这首以年推算月份的歌诀，与《子午流注针经》卷中〈五子元建日时歌〉开头就是不同的。〈五子元建日时歌〉开头是**“甲己之日”**，五虎遁则是**“甲己之年”**。

“五虎遁”中，“五”是指将天干分成五组，分别为甲己、乙庚、丙辛、丁壬、戊癸；“虎”在十二生肖中排三，即十二地支的“寅”。五组的年干正月起算月支都是寅开始，月干则随五组的年干而不同。例如，年干是甲或己的年份，正月的月干从丙开始，即**“丙做首”**，而月支则是从寅开始，即“成丙寅”；二月为丁卯；三月为戊辰；四月为己巳……如此推演下去。

月支 年干	1月 寅	2月 卯	3月 辰	4月 巳	5月 午	6月 未	7月 申	8月 酉	9月 戌	10月 亥	11月 子	12月 丑
甲己	丙 寅	丁 卯	戊 辰	己 巳	庚 午	辛 未	壬 申	癸 酉	甲 戌	乙 亥	丙 子	丁 丑
乙庚	戊 寅	己 卯	庚 辰	辛 巳	壬 午	癸 未	甲 申	乙 酉	丙 戌	丁 亥	戊 子	己 丑
丙辛	庚 寅	辛 卯	壬 辰	癸 巳	甲 午	乙 未	丙 申	丁 酉	戊 戌	己 亥	庚 子	辛 丑
丁壬	壬 寅	癸 卯	甲 辰	乙 巳	丙 午	丁 未	戊 申	己 酉	庚 戌	辛 亥	壬 子	癸 丑
壬癸	甲 寅	乙 卯	丙 辰	丁 巳	戊 午	己 未	庚 申	辛 酉	壬 戌	癸 亥	甲 子	乙 丑

从上表可以看出，月支的部分，每个月都是固定不变的，只有月干随年干而变更。这样的推算方式所得出的是月份干支，并非时辰。

在术数方面用来推算日、时的是“五鼠遁元日上起时法”、“五鼠遁日起时诀”、“五鼠遁日歌”，或简称“五鼠遁”：

> 甲己还加甲，乙庚丙作初，丙辛从戊起，
> 丁壬庚子居，戊癸起壬子，周而复始求。

“鼠”在十二生肖中排第一，即十二地支的“子”。所以，将“鼠”换成“子”，即成为“五子遁元日上起时法”、“五子遁日起时诀”、“五子遁日歌”，这正与〈五子元建日时歌〉相同。“五鼠遁”的推算方式与“五虎遁”一样，日干是甲或己的日子，子时的时干从**“还加甲”**算起，即成“甲子”，丑时便为“乙丑”，寅时为“丙寅”……依此推演。

时辰 日干	子	丑	寅	卯	辰	巳	午	未	申	酉	戌	亥
甲己	甲 子	乙 丑	丙 寅	丁 卯	戊 辰	己 巳	庚 午	辛 未	壬 申	癸 酉	甲 戌	乙 亥
乙庚	丙 子	丁 丑	戊 寅	己 卯	庚 辰	辛 巳	壬 午	癸 未	甲 申	乙 酉	丙 戌	丁 亥
丙辛	戊 子	己 丑	庚 寅	辛 卯	壬 辰	癸 巳	甲 午	乙 未	丙 申	丁 酉	戊 戌	己 亥
丁壬	庚 子	辛 丑	壬 寅	癸 卯	甲 辰	乙 巳	丙 午	丁 未	戊 申	己 酉	庚 戌	辛 亥
壬癸	壬 子	癸 丑	甲 寅	乙 卯	丙 辰	丁 巳	戊 午	己 未	庚 申	辛 酉	壬 戌	癸 亥

“五鼠遁”与“五虎遁”的推算方式，基本上都是依据六十甲子而来，只是排列的方式不同。因为排列的不同，也造成取穴上的不同。以甲日的足少阳胆经来看，时间上分别是：甲戌时、丙子时、戊寅时、庚辰时、壬午时、甲申时。

甲	丙 寅	丁 卯	戊 辰	己 巳	庚 午	辛 未	壬 申	癸 酉	**甲 戌**	乙 亥	**丙 子**	丁 丑
乙	**戊 寅**	己 卯	**庚 辰**	辛 巳	**壬 午**	癸 未	**甲 申**	乙 酉	丙 戌	丁 亥	戊 子	己 丑

（五虎遁，粗标宋体即为所示时间）

甲	甲 子	乙 丑	丙 寅	丁 卯	戊 辰	己 巳	庚 午	辛 未	壬 申	癸 酉	**甲 戌**	乙 亥
乙	**丙 子**	丁 丑	**戊 寅**	己 卯	**庚 辰**	辛 巳	**壬 午**	癸 未	**甲 申**	乙 酉	丙 戌	丁 亥

（五鼠遁，粗标宋体即为所示时间）

不论用哪一种推算法，都是呈现很规律的时间变化，这就是前面所说的，都是依据六十甲子而来，只是排列的方式不同。但这都会出现一个问题：甲日足少阳胆所取穴位，半数以上是在乙日。乙日的足厥阴肝经开穴时间为：乙酉时、丁亥时、己丑时、辛卯时、癸巳时、乙未时。

乙	戊寅	己卯	庚辰	辛巳	壬午	癸未	甲申	**乙酉**	丙戌	**丁亥**	戊子	**己丑**
丙	庚寅	**辛卯**	壬辰	**癸巳**	甲午	**乙未**	丙申	丁酉	戊戌	己亥	庚子	辛丑

（五虎遁，粗标宋体即为所示时间）

乙	丙子	丁丑	戊寅	己卯	庚辰	辛巳	壬午	癸未	甲申	**乙酉**	丙戌	**丁亥**
丙	戊子	**己丑**	庚寅	**辛卯**	壬辰	**癸巳**	甲午	**乙未**	丙申	丁酉	戊戌	己亥

（五鼠遁，粗标宋体即为所示时间）

乙日的足厥阴肝经开穴时间有半数在丙日，这与甲日的足少阳胆经情况一样，有半数的穴位在下一日。那么，便又产生一个问题了，为什么甲日生的病要等到乙日、乙日的病要等到丙日？对于这个问题，有两种处理方式：一是合日，一是养子时刻。这两种方式都出自《子午流注针经》。

五、合日法与养子时刻法

1.合日法

合日法也有学者称“夫妻相配取穴法”或“五门十变”。一说源自元代王国瑞《扁鹊神应针灸玉龙经》：**“一时平取十二经**

之原，亦可遍经而已矣。”采用一阳经的原穴与一阴经的原穴相配，逐日按时进行开取原穴。（辜孔进.《子午流注学说》. 页79）此说是错误的。这种方式在汉代已经出现了，属术数《易》学的范畴，可参见本书〈五输穴与五行〉中的讨论。

尚有一点需要说明，辜孔进说所开十二原穴是指孙思邈《备急千金要方》中的十二原穴，不是《灵枢·九针十二原》与《灵枢·本输》所说的十二原穴。我们在〈五输穴与五行〉章节中讨论过，《灵枢》中〈九针十二原〉与〈本输〉所说的十二原穴与今日所见不同。今日所见十二原穴是自《针灸甲乙经》才完备的，《备急千金要方》中的十二原穴即从《针灸甲乙经》而来。所以，辜孔进应当是要说明十二原穴不能使用《灵枢》的说法，而要采用《针灸甲乙经》、《备急千金要方》的十二原穴说法。

元代王国瑞《扁鹊神应针灸玉龙经》在〈流注·夫妇配合原穴〉中记载：

大肠（金）	合谷（庚）	合	心（火）	通里（丁）	合
肝（木）	中都（乙）		膀胱（水）	京骨（壬）	
心包	内关（已）	合	小肠（火）	腕骨（丙）	合
三焦	阳池（戊）		肺（金）	列缺（辛）	
胆（木）	丘墟（甲）	合	胃（土）	冲阳（戊）	合
脾（土）	公孙（已）		肾（水）	水泉（癸）	

这样的组合与天干合化的模式是一样的。此外，承淡安等人提到，用十干来代表针灸治疗的方式，一种是五行生克，另一种是五门十变。五门有两种解释：一种是五输穴的子母补泻，另一种是十天干的五种演变组合。（承淡安等.《子午流注学说》. 页82–

84）

承淡安等人分别引用《针灸大成》卷五〈流注时日〉：**“夫妻子母互用，必适其病为贵耳**。”以及《医学入门》卷一〈针灸·杂病穴法〉：

> 阳日阳时已过，阴日阴时已过，遇有急疾奈何？曰：夫妻子母互用，必适其病为贵耳。
>
> 妻闭则针其夫，夫闭则针其妻，子闭针其母，母闭针其子，必穴与病相宜，乃可针也。

《针灸大成》成书晚于《医学入门》，故杨继洲引用了李梴的话语。依《医学入门》此段的叙述来看，五门十变便是天干合化。《医学入门》卷一〈针灸·杂病穴法〉：

> 阳日阳时阳穴，阴日阴时阴穴。阳以阴为阖，阴以阳为阖。阖者，闭也，闭则以本时天干，与某穴相合者针之，故又曰开阖。
>
> 阳日遇阴时，阴日遇阳时，则前穴已闭，取其合穴针之。合者，甲与己合化土，乙与庚合化金，丙与辛合化水，丁与壬合化木，戊与癸合化火。赋云：五门十变，十干相合为五，阴阳之门户。十变却十干，临时变用之谓也。

这段话由〈标幽赋〉**“推于十干十变，知孔穴之开阖**。**论其五行五脏，察时日之旺衰**”推演而来。〈标幽赋〉的作者是窦默，是更早于王国瑞的，所以合日法应当是起自于窦默的〈标幽赋〉。

我们必须这样说，五输穴的子母补泻其实就是五行生克，许多介绍子午流注的书籍将这两种方式分开，其实是一个错误。因为五输穴的子母补泻，必须经由五行的生克来产生。而当拿掉五行，只剩下井、荥、俞、经、合这五个名称，要如何来推演相生相克？而另一种五门十变的演变组合，也就是天干合化。所以合日法的两种方式——“夫妻相配取穴法”与“五门十变”，说穿了都是指天干合化。

我们还可以注意到两件事。第一，上述种种都不是出自《子午流注针经》。第二，在元刻本《子午流注针经》中，何若愚〈流注指微赋〉中有：**“知本时之气开，说经络之流注。”“况乎甲胆乙肝，丁心壬水。”**与**“生我者号母，我生者名子。”**以及《子午流注针经》卷中〈井荥所属〉都有五门十变或母子配穴的影子，但都不如在〈井荥歌诀六十首〉中的流注图，直接标示甲与己合的天干合化。

至于五输穴的子母补泻，其来自五输穴配合上五行后的生克变化，是否要算是合日法的一种？若是依据〈井荥歌诀六十首〉中流注图中的五行意义，我们认为不能算是，毕竟流注图中的五行意义是指脏腑，而非五输穴。然而〈井荥所属〉却是五输穴与五行的母子生克，与〈井荥歌诀六十首〉不同，因而造成此矛盾现象。

2.养子时刻法

这种方法出自何若愚〈流注指微赋〉“养子时克注穴，穴须依”一句，较为完整的说法在阎明广的注释中（此段为校对后文句）。

> 养子时克注穴者，谓逐时于旺气注藏府井荥之法也。每一时辰相生养子五度，各注井荥俞经合五穴。昼夜十二时，气血行过六十俞穴也。每一穴血气分得一刻六十分六厘六毫六丝六忽六眇，此是一穴之数

> 也。六十穴共成百刻，要求日下井荥，用五子元建日时取之。假令甲日甲戌时，胆统气，初出窍阴穴为井木，流至小肠为荥火气过前谷穴，注至胃为俞土气过陷谷穴，并过本原丘墟穴。但是六府各有一原穴，则不系属井荥相生之法。既但阴阳二气出入门户也。行之大肠为经金气过阳溪穴，所入膀胱为合水气入委中穴终。此是甲戌时木火土金水相生，五度一时辰，流注五穴毕也。他自仿此。

“养子”，即五行母子相生之意；“时刻”，指十二时辰与百刻之意；“注穴”，指本时所开之穴。此法以时干为主，每一时辰（约两小时）相生养子五度，各注井、荥、输、经、合五穴，每穴约占二十四分钟，每日十二时辰共开六十穴，计为百刻。此法必须注意掌握逐日按时开穴，即每日所属日干。例如，甲日甲戌时，甲日为胆统气，所以开始于胆经井金窍阴穴，二十四分后开小肠经荥水前谷穴，四十八分后开胃经俞木陷谷穴，七十二分后开大肠经火阳溪穴，九十六分后开膀胱经合土委中穴。如此，在甲戌时一时辰里，木火土金水相生，流注于五个穴位。

对于养子时刻法，明代汪机《针灸问对》五十七问反对此说，认为**“与《素》、《难》不合，无用其法，犹辨论之不置者”**。汪机之说也确实有其道理，依据养子时刻法，一时辰可以行经五脏或是六腑，这与十二时辰对应十二经脉全然不同。换言之，养子时刻法是一个时辰行经五个穴位，行毕六十个穴位费时十二时辰，即一昼夜。这样便完美地阳日必遇阳时，不可能会遇到阳日阴时或是阴日阳时。那又何必需要合日法或夫妻母子配穴呢？

若说养子时刻法是正确的，那应形成两个问题：一是阳日阴时不开穴是否表示阳日五脏的经络不流动？阴日阳时不开穴是否又表示阴日六腑的经络不流动？二是一个时辰流注五个穴位，也就包含五条经脉，若加上合日的使用，所以只需两个时辰便流经十条经脉。这与元刊本《子午流注针经》卷上〈平人气象论经隧周环图〉所说“平旦始从中焦手太阴出，注于手阳明……合足厥阴肝上注肺中，复出于手太阴”的描述不一样。也跟〈井荥所属〉说的“一时辰之中，阴阳之经相生，所注之穴皆有”不同。

六、流注逐日按时取穴歌诀的疑问

明代杨继洲《针灸大成》卷五〈徐氏子午流注逐日按时定穴歌〉是许多专家学者们讨论子午流注的依据，而这首歌诀实为徐凤所作。徐凤《针灸大全》卷五〈子午流注逐日按时定穴歌〉记载：

> 甲日戌时胆窍阴，丙子时中前谷荥，戊寅陷谷阳明俞，返本丘墟木在寅，庚辰经注阳溪穴，壬午膀胱委中寻，甲申时纳三焦水，荥合天干取液门。
>
> 乙日酉时肝大敦，丁亥时荥少府心，己丑太白、太冲穴，辛卯经渠是肺经，癸巳肾宫阴谷合，乙未劳宫火穴荥。
>
> 丙日申时少泽当，戊戌内庭治胀康，庚子时在三间俞，本原腕骨可祛黄，壬寅经火昆仑上，甲辰阳陵泉合长，丙午时受三焦木，中渚之中仔细详。
>
> 丁日未时心少冲，己酉大都脾土逢，辛亥太渊、神

门穴，癸丑复溜肾水通，乙卯肝经曲泉合，丁巳包络大陵中。

戊日午时厉兑先，庚申荥穴二间迁，壬戌膀胱寻束骨，冲阳土穴必还原，甲子胆经阳辅是，丙寅小海穴安然，戊辰气纳三焦脉，经穴支沟刺必痊。

己日巳时隐白始，辛未时中鱼际取，癸酉太溪、太白原，乙亥中封内踝比，丁丑时合少海心，己卯间使包络止。

庚日辰时商阳居，壬午膀胱通谷之，甲申临泣为俞木，合谷金原返本归，丙戌小肠阳谷火，戊子时居三里宜，庚寅气纳三焦合，天井之中不用疑。

辛日卯时少商本，癸巳然谷何须忖，乙未太冲原太渊，丁酉心经灵道引，己亥脾合阴陵泉，辛丑曲泽包络准。

壬日寅时起至阴，甲辰胆脉侠溪荥，丙午小肠后溪俞，返求京骨本原寻，三焦寄有阳池穴，返本还原似嫡亲，戊申时注解溪胃，大肠庚戌曲池真，壬子气纳三焦寄，井穴关冲一片金，关冲属金壬属水，子母相生恩义深。

癸日亥时井涌泉，乙丑行间穴必然，丁卯俞穴神门是，本寻肾水太溪原，包络大陵原并过，己巳商丘内踝边，辛未肺经合尺泽，癸酉中冲包络连，子午截时安定穴，留传后学莫忘言。

这首歌诀杨继洲《针灸大成》也有收录。但徐凤〈子午流注逐日按时定穴歌〉后面还有一段记载：

虽《针灸四书》所载，尤且不全。还元返本之理，气血所纳之时，不待思忖。且后图乃先贤所缀，故不敢废，备载于后庶有所证耳。原图十二，今分十耳。

这段话，其实也存在很多问题：

1.既然都说**“虽《针灸四书》所载，尤且不全”**，徐凤怎会都“全”了？除非是徐凤自己补足的，或者徐凤是指《针灸四书》这套书中的内容有所不全。

2.**“气血所纳之时，不待思忖”**，徐凤的不待思忖，杨继洲整理时也是未思忖便直接抄录。在《子午流注针经》中有三焦、包络两经的流注图，但徐凤书中却没有，歌诀中也找不到三焦、包络两经的流注穴位。杨继洲整理时，直接抄录，也没说清楚。

3.**“且后图乃先贤所缀，故不敢废，备载于后庶有所证耳。原图十二，今分十耳。”**徐凤说前贤所作不敢废，但却从十二图变成十图，却未说明理由为何，便直接删除。

根据〈子午流注逐日按时定穴歌〉，可以绘制成表（1）如下，这表格在许多介绍、讨论子午流注法的书籍中皆可见到，在网络上查询也可查到。

表（1）

	甲	乙	丙	丁	戊	己	庚	辛	壬	癸
子		前谷		三间 腕骨		阳辅		三里		关冲
丑	行间		太白 太冲		复溜		少海		曲泽	
寅		陷谷 丘墟		昆仑		小海		天井	至阴	
卯	神门 太溪 大陵		经渠		曲泉		间使	少商		
辰		阳溪		阳陵 泉		支沟	商阳		侠溪	
巳	商丘		阴谷		大陵	隐白		然谷		
午		委中		中渚	厉兑		通谷		后溪 京骨 阳池	
未	尺泽		劳宫	少冲		鱼际		太冲 太渊		
申		液门	少泽		二间		临泣 合谷		解溪	
酉	中冲	大敦		大都		太溪 太白		灵道		
戌	窍阴		内庭		束骨 冲阳		阳谷		曲池	
亥		少府		太渊 神门		中封		阴陵 泉		涌泉

《子午流注针经》卷中〈井荥所属〉云：

假令甲日甲戌时胆引气出为井，甲中暗有其己，乙中暗有其庚。故大言阳与阴，小言夫与归。夫有气则妇从夫，妇有气则夫从妇。故甲戌时胆出气为井脾从夫行，脾亦入血为井。如是则一时辰之中，阴阳之经相生，所注之穴皆有，他皆仿此。

这段话的意思是说，甲与己合、乙与庚合，就像阴与阳、夫与妇。这便是上面讨论过的天干合化、五门十变和夫妇配穴。甲戌时，甲为胆为阳为夫，气先出井穴；而甲与己合，己为脾为阴为妇，故后出血于井穴。如此一个时辰之中，便可以阴阳相生。依据天干合化原则，甲与己合、乙与庚合、丙与辛合、丁与壬合、戊与癸合。据此制作表（2）。甲、乙、丙、丁、戊五个，采用粗标宋体表示；己、庚、辛、壬、癸五个，采用宋体，以便分辨。

表（2）

	甲	己	乙	庚	**丙**	辛	**丁**	壬	**戊**	癸
子		阳辅	**前谷**			三里	**三间** **腕骨**			关冲
丑	**行间**			少海	**太白** **太冲**			曲泽	**复溜**	
寅		小海	**陷谷** **丘墟**			天井	**昆仑**	至阴		
卯	**神门** **太溪** **大陵**			间使	**经渠**	少商			**曲泉**	
辰		支沟	**阳溪**	商阳			**阳陵泉**	侠溪		
巳	**商丘**	隐白			**阴谷**	然谷			**大陵**	

续表

	甲	己	乙	庚	丙	辛	丁	壬	戊	癸
午			**委中**	通谷			**中渚**	后溪 京骨 阳池	**厉兑**	
未	**尺泽**	鱼际			**劳宫**	太冲 太渊	**少冲**			
申			**液门**	临泣 合谷	**少泽**			解溪	**二间**	
酉	**中冲**	太溪 太白	**大敦**			灵道	**大都**			
戌	**窍阴**			阳谷	**内庭**			曲池	**束骨 冲阳**	
亥		中封	**少府**			阴陵 泉	**太渊 神门**			涌泉

按说每日有六个时辰间隔开穴，与合日后形成一日十二时辰皆有开穴，若遇上原穴，则有一时辰两穴。但观表（1）：

1.甲日卯时有三穴，酉、戌两时辰皆有穴。此现象同样也出现在壬日。

2.甲、乙、丙、丁四日皆有两时辰接连开穴的现象，如：甲日在酉、戌时。

3.乙日至辛日，每日皆有一个时辰开两穴。但丁日却有子、亥这两个时辰，一时辰开两穴现象，其他则都没有。

4.癸日仅子、亥两时辰有开穴，余十个时辰皆没有开穴。

表（2）的甲与己、乙与庚、丙与辛、丁与壬、戊与癸的合日，也可以看出不合理的状况：

1.平均每一组合日皆有两个时辰没有开穴，如甲己日在午时、亥时，乙庚日在巳时、未时，丙辛日在辰时、午时，丁壬日在卯时、巳时。

2.癸日仅子、亥两时辰有开穴。但在戊癸合日后，在寅、辰、未、酉四个时辰没有开穴。

3.合日之后，每一组合日都出现一个时辰开两穴或三至四穴的现象。

上述现象与《子午流注针经》中所述不符。其卷上〈平人气象论经隧周环图〉说道：

> 常以平旦为纪，其脉始从中焦手太阴出，注于手阳明，上行注足阳明……上行至肝，从肝上注肺中，复出于手太阴。此荣气之行也，逆顺之常。荣气之行，常循其经。周身之度，一十六丈二尺，一日一夜行八百一十丈，计五十度，周于身。

这段文字叙述与《灵枢》相近。平旦（即寅时早上3～5点）从中焦手太阴肺经开始，入手阳明大肠，再入足阳明大肠经，依序流注各经，最后在隔天丑时（即凌晨1～3点）入肝经，而后寅时再从中焦肺经开始。这与表（1）或表（2）开穴的经脉走向全然不同。

卷中〈三焦心包络二经流注说〉曰：

> 每一穴分得一刻六十分六十厘六毫六丝六忽六秒，此是一穴之数。六十穴合成百刻，每一时辰相生养子五度，各注井、荥、俞、经、合五穴，昼夜十二时辰，气血行过六十俞穴也。

一穴得约十五分钟，这与养子时刻一穴约二十四分钟的时间已然差异甚大。又应当是一时辰一穴，除非遇到原穴，六阴经中原穴同俞穴，六阳经则原穴另有他穴。故按理仅六阳经会出现六个时辰有一时辰两穴。而表（1）已出现一时辰出现三穴，合日后表（2）更有出现一时辰出现四穴。所以，〈子午流注逐日按时定穴歌〉所表现的，与《子午流注针经》的描述有较大差异。

最后提出一个疑问，徐凤依据《子午流注针经》卷下〈井荥歌诀六十首〉而作〈子午流注逐日按时定穴歌〉，那么〈子午流注逐日按时定穴歌〉中的种种矛盾，是否表示〈井荥歌诀六十首〉也是如此呢？我们假设徐凤对〈井荥歌诀六十首〉的理解皆正确无误，此一疑问便是成立的。然前述讨论显示，两者有许多差异，显然徐凤对〈井荥歌诀六十首〉的理解是不完整、有疑虑的，所以不能将〈子午流注逐日按时定穴歌〉与〈井荥歌诀六十首〉等同视之。

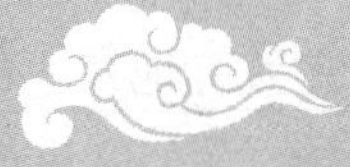

第五篇　取穴操作上的疑问

现行子午流注针法操作上主要有“纳子法”、“纳甲法”及“养子时刻法”三种取穴方式。纳子法是依时辰的地支来选取穴位，所以又称“纳支法”；纳甲法则是依据时辰的天干来选取穴位，故又称“纳干法”；养子时刻法是先确定日干后，再依据当天的时间地支取穴。养子时刻法与纳子法虽都是依据时辰的地支取穴，但使用上却又不同，本章将逐一详说。

此章节开始先作一声明，针刺属于医疗行为，故我们引用医疗专家学者们的讲述来说明。

一、纳子法

纳子法是依据当日时辰地支来取穴，即一日十二时辰以十二地支来表示，所以又被称“纳支法”。

1.辜孔进对纳子法具体操作说明

（1）子母补泻取穴法。经脉旺时行泻法、衰时行补法。如肺（金）实证，在肺经所旺寅时泻金之子水穴尺泽穴；肺虚时，在肺经经气开始衰弱的时辰卯时补金之母土穴太渊穴；如果补泻时辰已过，或不虚不实的病症，则在该时辰里取本穴或原穴，行平补平泻法。

（2）按时循经取穴。以一天十二时辰，一个时辰配一经，不局限于某一时辰应取某穴，仅规定某时辰配合某经，在这时辰里，该经上的穴位都可以取用。（辜孔进.《子午流注学说》.页43）

2.刘炳权认为纳子法较纳甲法简易，不论何时何干，以一日十二时辰相配十二经脉开穴。以肺经为例，寅时肺经气旺，当肺经有病时，可在寅时取肺经输穴。至于取穴的方式，刘炳权提出三种方式：

（1）补母泻子法。依据《内经》虚则补其母、实则泻其子得来。如肺经（属金）实证，在寅时肺经气血旺盛时取本经尺泽穴（属水）泻之。反之，卯时肺经气血衰取本经太渊穴（属土）补之。若是补泻时间已过，症又属不虚不实，可取本经原穴。

（2）某时配某经，此经各穴皆可用。十二时辰配合十二经，每一时辰都有配合的一经，只要在这一时辰里，该经上的穴位皆可用。如寅时是肺经，在这一时辰里，肺经上的十一个穴位皆可以使用。

（3）二十四分钟开合一穴。一个时辰配合一经，在这时间里，可以取用该经的五输穴，每二十四分钟流注一穴。（刘炳权.《针灸子午流注知要》. 页26–29）

3.李海宽认为纳子法是一种广义的说法，不论何时何干，只定为一天中十二时辰为主，每一个时辰配合一经。即寅时流注肺经、卯时流注大肠经等。遇有疾病，可根据各经症候的虚实，运用各经五输穴的母子相生关系，以及虚则补其母、实则泻其子的补母泻子取穴。具体运用上有三种方式：

（1）本经补母泻子。属于狭义的母子补泻，即先辨疾病虚实，再依据《内经》虚则补其母，实则泻其子。如肺经在寅时气血方盛，肺属金，金生水，尺泽穴属水，因此，肺经实证可在寅时取之。反之，在卯时气血方衰，太渊穴属土，土生金，故肺经虚证可在卯时取之。若时辰未到或已过，或遇不虚不实的证候，可以取本经本穴与原穴。如肺经本穴经渠穴属金，而肺经无原穴，以俞穴太渊穴代之。

（2）异经补母泻子取穴法。属于广义的母子补泻，即取与病经有相生关系的异经五输穴。例如肺经虚证，土生金，故取脾经为肺经的母经。脾经经气流注在巳时，若巳到午时，应针脾经母穴荥火大都穴（火生土），及脾经本穴太白穴。

（3）按时循经取穴法。以一天十二时辰配合十二经，每一时辰分配一经，不限定在这时辰内的这一经脉的哪一穴，只要是这一经脉的穴位皆可取。如肺经在寅时，每天的寅时都可取肺经的任一穴来使用。（李海宽.《实用子午流注针法》. 页67–72）

4.郑士钢认为，纳子法是不论何年、何月、何日，只要时辰相同，便可以取穴。也就是说，确定当日就诊是何时辰，根据时辰流注何经，在选择开穴穴位。选择开穴穴位的方式有两种：

（1）补泻开穴（或称补母泻子开穴）。指经脉五行与穴位五行对生我和我生的穴位而言。如肺经属金，土生金，则肺经太渊穴称母穴；金生水，肺经尺泽穴称子穴。凡某经的实证，应在流注时辰内针子穴；某经的虚证，应在流注时辰内针母穴。如肺经病属实，则在寅时取肺经子穴尺泽穴；若肺经病属虚，则在卯时取肺经母穴太渊补之。

（2）本穴与原穴。本穴指流注经脉的五行和本经五输穴的五行属性相同。如肝经属木，大敦穴为井木，大敦就是肝经的本穴。原穴是脏腑原气所经过和留止的穴位，六阴经无原穴，以俞穴代之。（郑士钢.《实用子午流注针法与灵龟八法手册》.页20–21）

最后是承淡安等人的说法，在书中并没有说到纳子法或纳甲法，但从书中的描述实为纳子法。承淡安等人认为操作子午流注的针灸，第一个关键必须按照日时去选取穴位，即“按时取穴”和“定时取穴”的两个原则。“按时取穴”，是在当日当时主开某穴时，及时针刺该穴。“定时取穴”则是依据开穴时间，与患者约定适宜操作的时间，进行治疗。在第五章〈十二经母子穴补泻时间表〉中，也与上述各家的说法一样，所以我们可以认定承淡安等人的说法是属于补母泻子开穴的使用。（承淡安等.《子午流注针法》.页81–82）

二、纳甲法

纳甲法，又称纳干法，是依据治疗当天的日、时天干属性来选取十二经脉和五输穴或原穴，以十干日轮遍六十六穴的按时取穴法。取穴原则，阳日（日天干属阳）、阳时（时地支属阳）取阳经穴，阴日（日天干属阴）、阴时（时地支属阴）取阴经穴。若当日该时无穴可取，则依据甲与己、乙与庚、丙与辛、丁与壬、戊与癸的合日，在合日间互相应用相应时辰的开穴。干支的阴阳属性如下：

阳干：甲、丙、戊、庚、壬
阴干：乙、丁、己、辛、癸

阳支：子、寅、辰、午、申、戌

阴支：丑、卯、巳、未、酉、亥

以2018年5月28日晚上9：48为例（48分可略去），先换成干支，戊戌年丁巳月庚申日丁亥时。庚日为阳日干，亥时为阴时，所以若要用庚日，则要在子、寅、辰、午、申、戌这六个时辰，取手足三阳的经脉，或是采用合日的乙日亥时。

辜孔进认为纳甲法有两个原则：（1）根据时辰开穴。规律是阳日阳时开阳穴、阴日阴时开阴穴，这个规律是指开井穴而言。井穴确定了，就可以顺序往下推。开井穴的时辰天干和值日天干是一致的，故甲戌—胆窍阴，乙酉—大敦，丙申—少泽，丁未—少冲，戊午—历兑等等。（2）循经开穴。根据十干配合脏腑阴阳，依照五输穴的五行相生顺序开穴。即每日开穴后，依照阳时开阳经、阴时开阴经的规律，和五输穴五行相生的顺序开穴。例如甲日胆经主气（辜孔进.《子午流注学说》. 页37–41）：

时辰	甲戌	丙子	戊寅	庚辰	壬午	甲申（日干重见）
时间	19–21	23–01	03–05	07–09	11–13	15–17
经脉	胆	小肠	胃	大肠	膀胱	三焦（气纳三焦）
穴别	井	荥	俞	经	合	荥
穴位	窍阴	前谷	陷谷	阳溪	委中	液门
五行	金	水	木（同开丘墟为返本还原）	火	土	水

又如，乙日为肝经主气。

时辰	乙酉	丁亥	己丑	辛卯	癸巳	乙未（天干重见）
时间	17–19	21–23	01–03	05–07	09–11	13–15
经脉	肝	心	脾	肺	肾	心包（血归包络）
穴别	井	荥	俞	经	合	荥
穴位	大敦	少府	太白	经渠	阴谷	劳宫
五行	木	火	土（同开太冲为返本还原）	金	水	火

刘炳权的看法与辜孔进一样，只是在说明时多一个“日”，其余并没有差异。今举甲日胆经如下（刘炳权，页26–29）：

日	甲日	乙日				
时辰	甲戌	丙子	戊寅	庚辰	壬午	甲申（日干重见）
时间	19–21	23–01	03–05	07–09	11–13	15–17
经脉	胆（木）	小肠	胃	大肠	膀胱	三焦（气纳三焦）
穴别	井	荥	俞	经	合	荥
穴位	窍阴	前谷	陷谷	阳溪	委中	液门
五行	金	水	木（开丘墟，返本还原）	火	土	水

李海宽对纳甲法的看法基本与刘、辜二人一样，但因纳甲法会出现无穴可用的情况，所以为了解决这一问题，李海宽采用以下两种方式来解决：

1.合日互用增加开穴法。也就是借由天干合化的方式来增加开穴的时间。

2.“142530”规律的应用。此规律首先透过五虎建元，建立以十天干六甲、六乙、六丙、六丁、六戊等为首的表格，而后利用天干合化后的五行属性相生克。这种方式可使开穴的时间达到每一个时辰都有，不会出现没有开穴的时辰。同时也符合阳日阳时取阳穴、阴日阴时取阴穴的原则。如下图所示（李海宽.《实用子午流注法》. 页46–50）：

李海宽“142530”规律的应用，其渊源来自《医学入门》卷一〈针灸·杂病穴法〉中所说的：**“推之六甲、六乙、六丙、六丁、六戊、六己、六庚、六辛、六壬、六癸皆然。”**

郑士钢对于纳甲法的使用，基本上与上述各家一致。只是对于未开穴的时辰问题，提出使用按时辰干支增补，即时干决定补经，如以时干甲开胆经，时干乙开肝经。时支决定补穴，即子丑补井、寅卯补荥、辰巳补俞、午未补经、申酉补合、戌亥补原。例如：甲日庚午时开穴，庚属大肠，午补经穴，故开大肠经经穴阳溪穴。（郑士钢.《实用子午流注针经与灵龟八法手册》. 页21–32）

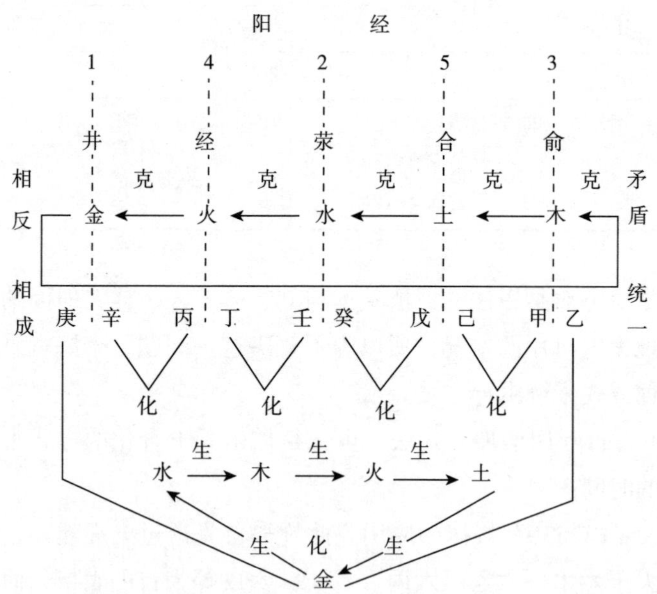

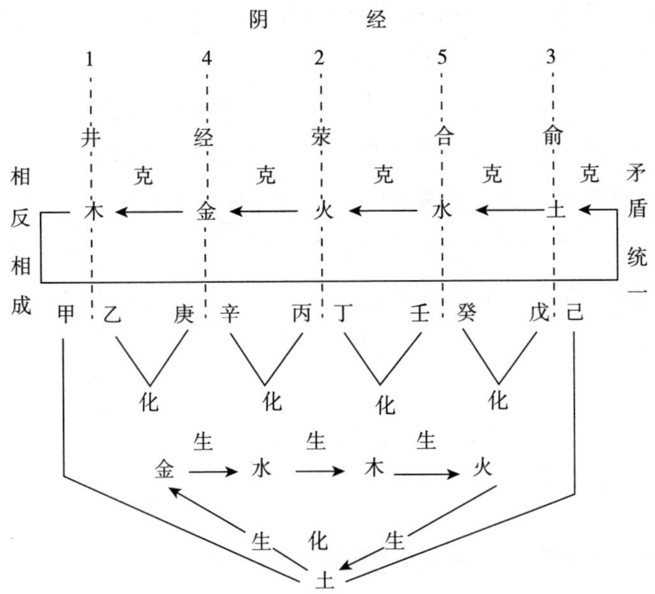

（图引自：李海宽 .《实用子午流注针法》. 页 50）

三、养子时刻法

对于养子时刻法，辜、刘、李三人的说法是一致的，皆依据阎明广注释〈流注指微赋〉中**“养子时克注穴，穴须依”**之说。

养子，即五行母子相生之意。时刻，指十二时辰与百刻之意。注穴，指本时所开之穴。此法以时干为主，每一时辰相生养子五度，各注井、荥、输、经、合五穴，每穴约占二十四分钟，每日十二时辰共开六十穴，计为百刻。此法必须注意掌握逐日按时开穴，即每日所属日干。例如甲日甲戌时，甲日为胆统气，所以开始于胆经井金窍阴穴，二十四分后开小肠经荥水前谷穴，四十八分后开胃经俞木陷谷穴，七十二分后开大肠经火阳溪穴，九十六分后开膀胱经合土委中穴。如此，在甲戌时一时辰里，木、火、土、金、水相生，流注于五个穴位。（辜孔进.《子午流注学说》. 页72–73）、（刘炳权.《针灸子午流注知要》. 页37–48）、（李海宽.《实用子午流注针法》. 页72–83）

此外，李海宽说明了纳甲法与养子时刻法的差异性：

1.纳甲法在每一时辰只开一穴，遇到开俞穴时可并开原穴。养子时刻法每一时辰连开五穴，开俞穴时也开原穴。

2.纳甲法有的时辰不开穴，养子时刻法是每一时辰都有穴。必须说明，李海宽是将天干合化也运用在养子时刻法中。

3.纳甲法在纳三焦与心包络时只开一穴，养子时刻法则五输穴全开。

4.纳甲法与养子时刻法同一时辰的穴不一样。（李海宽.《实用子午流注针法》. 页72）

四、对于纳子法与纳甲法的操作疑问

1.纳子法的操作疑问

纳子法并非出自《子午流注针经》，不论是何若愚、阎明广或是贾氏，都没有对其出处作任何说明。也正因缺乏文献记载，才造成各家对于纳子法的理解存在不少的差异，但有一点是相同的，即依据日干时支取穴。取穴之后呢？或采用本经子母补泻，或采用异经子母补泻。而对于没有开穴的时辰，除采用天干合化之外，更有将养子时刻法纳入其中者。

除此之外，各家的说法都存在不少的疑问。如：辜孔进、刘炳权提出十二时辰配合十二经，每一时辰都有配合的一经，只要在这一时辰里，该经上的穴位皆可用。如寅时是肺经，在这一时辰里，肺经上的十一个穴位皆可以使用。如果这种方式成立，何必再用天干合日，也不需要日干的配合了。李海宽提出肺经虚证可在卯时取穴，实无此必要。依据虚则补其母的论点，土生金，只需取肺经太渊穴（俞土）便可，不必等到卯时。

对于患者就诊时间与所患病症经脉时辰不相符的处理，李海宽提出异经补母泻子取穴法，即肺经（金）虚证，土生金，故取脾经（土）为肺经的母经。脾经经气流注在巳时，已到午时应针脾经母穴荥火大都穴（火生土），及脾经原穴太白穴。午时已属膀胱经，所以到午时脾经气血已衰，故针脾经大都穴（火生土），及脾经原穴太白穴（土）。而若当时正为巳时，针太白穴便可。但依据李海宽所说，不在当下时辰时，取异经补泻，那取本经原穴之用意为何？李海宽没有说明此点。

另外，郑士钢所提出的本穴与原穴，也是一个方式。这两种方式皆在处理患者来诊时间与所患病经脉不相符时，但本穴指流注经脉的五行和本经五输穴的五行属性相同；原穴是脏腑元气所经过和留止的穴位。郑士钢所提的方式基本上已经不受限时间的限制，不论时间是否符合，皆可采用，又何必采用相对复杂的异经补母泻子取穴法？若同时观看辜孔进的说法，时辰已过，或不虚不实的病症，则在该时辰里取本穴或原穴，行平补平泻。也就是说，郑士钢所提出的本穴与原穴的使用，必须是属于不虚不实的病症，这便容易了解这两种方式的使用时机了。但最后我们必须说一个问题，在《子午流注针经》中，原穴的使用是有时间限制的，上述方式与《子午流注针经》不同。

下面总结一下纳子法的问题：

（1）《子午流注针经》并没有明确说明纳子法或纳支法为何。

（2）依据日干时支所取得的穴位，若进行子母补泻，往往与文献上的记载不同。如肺经（属金）实证在寅时取本经尺泽穴（属水）泻之，虚证在卯时取本经太渊穴（属土）补之。尺泽穴出现在癸日辛未时，太渊穴则出现在手厥阴心包的丁巳时。同时也不符《子午流注针经》卷中〈井荥所属〉中所说：**“故刺法**

云：虚则补其母，实则泻其子。假令肝自病，实则泻肝之荥，属火，是子；若虚则补肝之合，属水，是母。余皆仿此。”

（3）对于纳子法所出现未开穴问题的处理，并没有统一的说法，显然是因文献未载，否则应当是集中在某一观点上的不同解释，而非说法不一、说解各异，更有甚者，将养子时刻法作为解决途径之一。

2.纳甲法的操作疑问

辜孔进说了两种方式，所得结果是一样的。而对于未开穴的时辰，李海宽提到“142530”规律的应用；郑士钢提出时干决定补经，时支决定补穴。

“142530”规律的应用，可以说是天干合日的进化版。在天干合日之后仍会出现未开穴的时辰，这一点在〈文献记载上的矛盾〉中已说过。“142530”规律则是将天干合化的五行依据五行相生来推演，而其所得则又依五虎建元所得表格来寻找穴位。

五虎建元所得表格举例如下：

<table>
<tr><td colspan="2">推算常规</td><td>1</td><td>4</td><td>2</td><td>5</td><td>3</td><td>0</td></tr>
<tr><td colspan="2">五腧和纳穴</td><td>井</td><td>经</td><td>荥</td><td>合</td><td>俞</td><td>纳</td></tr>
<tr><td rowspan="2">六甲</td><td>干支配合</td><td>甲戌</td><td>甲子</td><td>甲寅</td><td>甲辰</td><td>甲午</td><td>甲申</td></tr>
<tr><td>穴名</td><td>窍阴</td><td>阳辅</td><td>（侠溪）</td><td>侠溪、阳陵泉</td><td>（临泣）</td><td>液门、临泣</td></tr>
<tr><td rowspan="2">六乙</td><td>干支配合</td><td>乙酉</td><td>乙亥</td><td>乙丑</td><td>乙卯</td><td>乙巳</td><td>乙未</td></tr>
<tr><td>穴名</td><td>大敦</td><td>中封</td><td>行间</td><td>曲泉</td><td>（太冲）</td><td>劳宫、太冲、太渊</td></tr>
<tr><td rowspan="2">六丙</td><td>干支配合</td><td>丙申</td><td>丙戌</td><td>丙子</td><td>丙寅</td><td>丙辰</td><td>丙午</td></tr>
<tr><td>穴名</td><td>少泽</td><td>阳谷</td><td>前谷</td><td>小海</td><td>（后溪）</td><td>中渚、后溪、京骨、阳池</td></tr>
</table>

续表

六丁	干支配合	丁未	丁酉	丁亥	丁丑	丁卯	丁已
	穴名	少冲	灵道	少府	少海	神门、太溪	大陵
六戊	干支配合	戊午	戊申	戊戌	戊子	戊寅	戊辰
	穴名	厉兑	解溪	内庭	三里	陷谷、丘墟	支沟
六己	干支配合	己巳	己未	己酉	己亥	己丑	巳卯
	穴名	隐白	（商丘）	大都	阳陵泉	太白、太冲	间使

（李海宽.《实用子午流注针法》. 页 47）

利用天干合化的五行，再行五行相生克，是否符合子午流注法，这是一个问题，毕竟《子午流注针经》中并未有此一说。而透过五虎建元所得与《子午流注针经》流注图中的时间、穴位的配合也不相同。依据徐凤《针灸大全》卷五〈子午流注逐日按时定穴歌〉其中六甲、六乙、六丙三例来看：

六甲	甲戌	甲丑	甲卯	甲巳	甲未	甲酉	
	窍阴	行间	神门、太溪、大陵	商丘	尺泽	中冲	
六乙	乙酉	乙亥	乙子	乙寅	乙辰	乙午	乙申
	大敦	少府	前谷	陷谷、丘墟	阳溪	委中	液门
六丙	丙申	丙戌	丙丑	丙卯	丙巳	丙未	
	少泽	内庭	太白、太冲	经渠	阴谷	劳宫	

不论是干支的配合，或是干支与穴位的配合，皆不相同。李

海宽“142530”的规律应用，是在已知的范畴，另辟出新径的子午流注法，与医学典籍所记不同。

郑士钢所提“时干决定补经”、“时支决定补穴”，如以时干甲开胆经，时干乙开肝经。时支决定补穴，即子丑补井、寅卯补荥、辰巳补俞、午未补经、申酉补合、戌亥补原。例如：甲日庚午时开穴，庚属大肠，午补经穴，故开大肠经经穴阳溪穴。以时干决定补经，在《子午流注针经》中，何若愚〈流注指微针赋〉曾说：**“况乎甲胆乙肝，丁心壬水。”**阎明广注解：

甲胆乙肝者，谓五藏五府，拘之十干，阳干主府，阴干主藏。故《天元册》又曰“胆甲肝乙，小肠丙心丁，胃戊脾己，大肠庚肺辛，膀胱壬肾癸。”

所以将十干配合脏腑是有依据的。但是时支决定补穴，则无所依据，且子丑补井、寅卯补荥、辰巳补俞、午未补经、申酉补合、戌亥补原，这也与《子午流注针经》流注图和〈子午流注逐日按时定穴歌〉都不相符。试举子时和丑时来看：

	甲	乙	丙	丁	戊	己	庚	辛	壬	癸
子		前谷（荥）		三间（俞）腕骨（原）		阳辅（经）		三里（合）		关冲（井）
丑	行间（荥）		太白（俞）太冲（俞）		复溜（经）		少海（合）		曲泽（合）	

由上表可见，子时与丑时并非专主井穴，所以时支决定补穴的方式与文献上的记载并不符合。

因此，各家关于纳子法的著作中，依据当天的日、时干支属性，来选取十二经脉和五输穴或原穴：取穴上遵循阳日阳时取阳经穴；阴日阴时取阴经穴，此法是没差异性的。主要问题仍在于未开穴时辰的处理方式，各家所述不仅皆不相同，且多无依据。

3.纳子法、纳甲法与术数《易》学

在传统古籍中，提到纳子法（此当使用“纳支法”较适合，但为行文之便，仍采用“纳子法”）、纳甲法是在《易》学的范畴。纳甲之说出于焦氏《易》学、京房《易》学，指八卦纳入天干。《京房易传》说：“**分天地乾坤之象，益之以甲乙壬癸。震巽之象配庚辛，坎离之象配戊己，艮兑之象配丙丁。八卦分阴阳、六位，配五行。光明四通，变易立节。**”将十干纳于八卦，并与五行、方位相配合。即干纳甲，坤纳乙，甲乙为木，表示东方；艮纳丙，兑纳丁，丙丁为火，表示南方；坎纳戊，离纳己，戊己为土，表示中央；震纳庚，巽纳辛，庚辛为金，表示西方；干纳壬，坤纳癸，壬癸为水，表示北方。甲为十干之首，故举一以概其余。

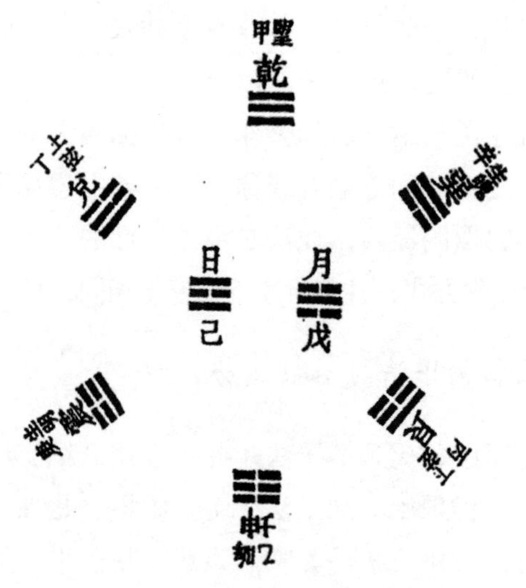

（图引自：清代李道平《周易集解纂疏》）

至于纳支法，一说是出自京房《易》学。《京房易传》说：**“阴从午，阳从子，子午分从，子左行，午右行。”** 但也有持反对意见者。纳支法，以八卦之六画，分纳阴阳六辰。凡干在内卦则为甲，而纳子、寅、辰；在外卦则为壬，而纳午、申、戌。凡坤在内卦则为乙，而纳未、已、卯；在外卦则为癸，而纳丑、亥、酉。乾坤各纳两干，故别为内外二卦。震纳庚，巽纳辛，余者类推。

坤	乾	巽	震	離	坎	兑	艮
酉亥丑卯巳未	戌申午辰寅子	卯巳未酉亥丑	戌申午辰寅子	巳未酉亥丑卯	子戌申午辰寅	未酉亥丑卯巳	寅子戌申午辰

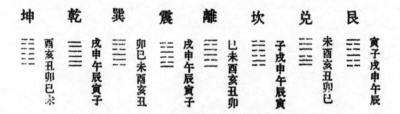

（图引自：清代李道平《周易集解纂疏》）

诸家对子午流注针法中的纳甲法或纳子法，皆未能说明出处，且操作上与京房《易》学也不相关联。

此外，《易》学上将天干、地支结合使用，称之“二十四方位”：八卦用四隅，以四正卦当地支子、午、卯、酉之位。八卦既定，四正则以八干辅之：甲乙夹震，丙丁夹离，庚辛夹兑，壬癸夹坎。四隅则以八支辅之：戌亥夹干，丑寅夹艮，辰巳夹巽，未申夹坤。合四维、八干、十二支共二十四。天干不用戊己，戊己为中央土。

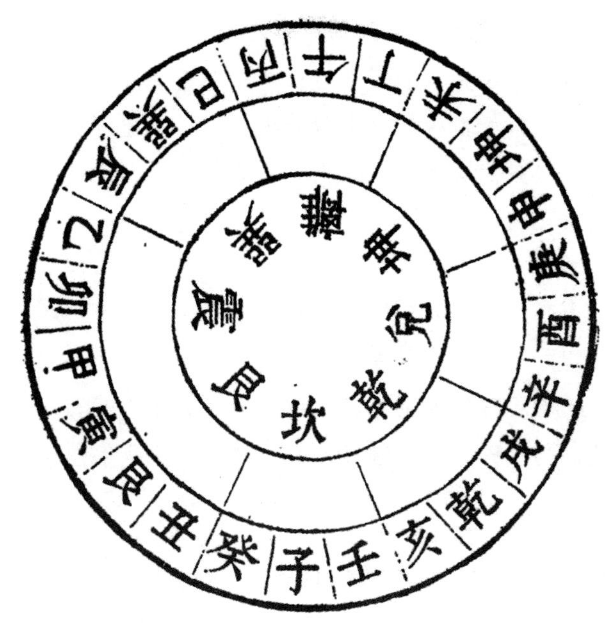

（图引自：清代李道平《周易集解纂疏》）

二十四方位也就是堪舆学家所说的二十四山，似也与子午流注针法的纳甲法或纳子法没有关联。

纳甲或纳支出自《易》学，但《易》学中的纳甲或纳支与子午流注针法无关，而历来谈及子午流注针法的纳甲法或纳子法又不知出处。这不禁令人猜想，是否前人谈及子午流注针法时，因要遵循天干、地支的时间，而以天干之首甲、地支之首子而命名，抑或假借术数《易》学中“纳甲”、“纳支”之名。

五、对于养子时刻法的操作疑问

诸家所述养子时刻法几乎无差异性，皆依据何若愚〈流注指微赋〉：**“养子时克注穴，穴须依。”**阎明广注释：

> 养子时克注穴者，谓逐时于旺气注藏府井荥之法也。每一时辰相生养子五度，各注井荥俞经合五穴。昼夜十二时，气血行过六十俞穴也。每一穴血气分得一刻六十分六厘六毫六丝六忽六眇，此是一穴之数也。六十穴共成百刻，要求日下井荥，用五子元建日时取之。假令甲日甲戌时，胆统气，初出窍阴穴为井木，流至小肠为荥火气过前谷穴，注至胃为俞土气过陷谷穴，并过本原丘墟穴。但是六府各有一原穴，则不系属井荥相生之法。既但阴阳二气出入门户也。行之大肠为经金气过阳溪穴，所入膀胱为合水气入委中穴终。此是甲戌时木火土金水相生，五度一时辰，流注五穴毕也。他自仿此。

依据阎明广的注释，养子时刻法各家说法几乎无差异。唯一不同之处，就在于未开穴时辰上。此问题阎明广没有说明，猜想可能原因有二：一是原始子午流注针法（养子时刻法）中无此问题，因文献传世不全，致使出现此问题；二是确有此问题，但阎明广也不知如何说清楚，或如何处理，故避而不谈。

李海宽在说明纳甲法与养子时刻法的差异性时提到，养子时刻法是每一时辰都有开穴，以及遇到开俞穴时可并开原穴。

但据《子午流注针经》流注图以及〈子午流注逐日按时定穴歌〉的记载，确实是有时辰未开穴。阎明广的注释提到甲日甲戌时，初出窍阴穴为井木，之后是前谷穴、陷谷穴、阳溪穴、委中穴，共五穴。这五穴同时在甲戌时顺序流注，那亥时呢？也是这五个穴位再走一次？在甲己合日后，午、申时是没开穴，又将如何？又遇到开俞穴时可并开原穴，但阎明广注释：**“六府各有一原穴，则不系属井荥相生之法。”**也就是说，遇到开俞穴时是不开原穴的。

元刊本《子午流注针经》卷上〈平人气象论经隧周环图〉说道：

> 常以平旦为纪，其脉始从中焦手太阴出，注于手阳明，上行注足阳明……上行至肝，从肝上注肺中，复出于手太阴。此荣气之行也，逆顺之常。荣气之行，常循其经。周身之度，一十六丈二尺，一日一夜行八百一十丈，计五十度，周于身。

人体气行循环每日以（即寅时早上3～5点）开始，从中焦出发，入肺经，从肺经开始，最后入肝经，在隔天的寅时又从中焦肺经开始，故当是一条经脉走完再接一条经脉。即便将别经、络脉、别络都考虑进去，恐怕也不可能在一个时辰（两小时）出现同时横跨手足十条经脉（三焦经、心包经不包括在内）的现象。所以，〈平人气象论经隧周环图〉的说法，便与阎明广的注释不同了。

但若据《子午流注针经》卷中〈三焦心包络二经流注说〉：

> 每一穴分得一刻六十分六十厘六毫六丝六忽六秒，此是一穴之数。六十穴合成百刻，每一时辰相生养子五

度，各注井、荥、俞、经、合五穴，昼夜十二时辰，气血行过六十俞穴也。

这段话与阎明广注释的文字相同。那么，是否养子时刻法是另一种形式？与〈子午流注逐日按时定穴歌〉是全然不同的样貌？或一日十二时辰每一时辰皆有开穴，只是错把重心放在〈子午流注逐日按时定穴歌〉而走偏方向？这些问题，都有待讨论，但也需要更多的文献佐证。

第六篇　另外三种不同形式的子午流注法

近代学者对于《子午流注针经》、〈子午流注逐日按时定穴歌〉有不同的解说，我们仅就文献的记载讨论，至于临床上孰是孰非，不属于本书的讨论范围。子午流注针法实出自元代阎明广编辑的《子午流注针经》，明代徐凤、陈言与杨继洲等人皆是沿袭于此，但却出现差异。

元代窦默〈流注通玄指要赋〉或〈针经标幽赋〉，虽偶可见有关子午流注法的叙述，但毕竟是不完整的。在寻找有关子午流注法的其他记录时，我们找到了其他几部元明时期的医书：元代王国瑞《扁鹊神应针灸玉龙经》以及明代高武《针灸聚英》、李梴《医学入门》也都各自叙述对于子午流注法的看法，但这三人对子午流注法的描述与阎明广、徐凤、陈言与杨继洲等人所述内容多有不同，现逐一说明如下。

一、王国瑞《扁鹊神应针灸玉龙经》

王国瑞，江西婺源人，元末医学家，所著《扁鹊神应针灸玉龙经》一卷（以下简称《玉龙经》），于元文宗天历二年

（1329年）刊行。阎明广注解《子午流注针经》刊梓的时间，大约是在金海陵王贞元元年（1153年）。窦桂芳《针灸四书》刊梓的时间，大约是在元武宗至大四年（1311年）。不论是《针灸四书》还是《子午流注针经》的刊梓时间，都明显早于《玉龙经》。

王国瑞的父亲王开师从窦默，但有学者提出窦默是受《子午流注针经》的影响（李宝金，页4，6），然从上述《子午流注针经》、《针灸四书》与《玉龙经》三部医籍的成书时间，以及《普济方》所载三篇〈流注针经序〉来看，窦默《针经指南》是最早刊行的，《子午流注针经》次之，《针灸四书》再次之，最后才是《玉龙经》。故当是王国瑞在编撰《玉龙经》时，受到窦默《针经指南》以及《子午流注针经》的影响。而当我们实际查阅时却发现，有关子午流注法的内容，《玉龙经》似乎没有受到太多影响，其差异性颇大。

《玉龙经·流注序》说：

> 天有十干，地支十二。以干加支，常遗其二。二一合化，五运六炁，是以甲、乙、丙、丁、戊、己、庚、辛，一而不重壬癸，壬癸乃重其位。阴阳不质，五行质炁。炁质既形，胎生墓死。所以甲犹草木，原因壬癸。炁行于天，质具于地。质气之分，阴质阳气。故阳主变化，阴主专静，而莫自制。是以阳府示原，阴藏隐秘。然夫自子至巳，六阳化合；自午至亥，六阴变化。惟壬得一，癸二从之，为阴阳动静之枢纽，气数欲兆之时。故气运一周一会于壬癸，交结挥持，莫违其纪。故子午流注针诀，甲始于戌，而壬亥为终，壬子、癸丑为终始之地。一顺一逆，一纵一横，一起一止，一变一互，一

合一化，一君一臣，一佐一使，一生一克，一母一子，一夫一妇，交神合气，变化无穷。所以一岁总六十穴，月日时刻，一刻备六十穴，岁明月日如之，其何以然哉？日月三十日则一会于壬，河图一穴居北而括万极。此皇极先天之数所由，起五行五气所由化合，子午流注针法之心要也，神之变化渊乎哉！

从〈流注序〉来看，子午流注是以天干、地支相配合。十天干相合，形成五组，各表五行。从子时到巳时为阳；自午时至亥时为阴。每三十日为一循环。王国瑞说这是依据皇极先天之数，也是子午流注针法之心要。皇极先天之数，简言之，就是指河图、洛书的演变。来知德《周易集注》卷末〈皇极经世先天数图〉中说：**“邵康节先生所述也。古今之数，皆始于一，而皇极之数，实本于伏羲之先天也。”**

依据《玉龙经》所述，天干、地支分别表示脏腑与时间。

甲胆乙肝丙小肠，丁心戊胃己脾乡，庚是大肠辛是肺，壬属膀胱癸肾详。

十二经行十二时，子原是胆丑肝之，肺居寅位大肠卯，辰胃流传巳在脾，午字便随心脏定，未支须向小肠宜，申膀酉肾戌包络，惟有三焦亥上推。

十天干与十二地支可以表示脏腑，也可以表示阴阳、五行。

五行	木	火	土	金	水
阳干，腑	甲，胆	丙，小肠	戊，胃	庚，大肠	壬，膀胱
阴干，脏	乙，肝	丁，心	己，脾	辛，肺	癸，肾

地支	子	丑	寅	卯	辰	巳	午	未	申	酉	戌	亥
脏腑	胆	肝	肺	大肠	胃	脾	心	小肠	膀胱	肾	心包	三焦

而十天干相合也表示不同的五行，在《玉龙经》中以十二经原穴的组合，称之为“夫妻配合原穴”。

十干相合	土	金	水	木	火
	甲，胆（丘墟）	乙，肝（中都）	乙，小肠（腕骨）	丙，心（通里）	丁，胃（冲阳）
	己，脾（公孙）	庚，大肠（合谷）	辛，肺（列缺）	壬，膀胱（京骨）	癸，肾（水泉）

十二原穴的夫妻配合，即五门十变、天干合化，其中三焦（阳池）寄于戌土、包络（内关）寄于己土。但对于十二地支与脏腑的搭配，《玉龙经》里还有一种说法，如《直年司天歌》说：

> 子午少阴居，心肾共相宜。卯酉阳明胃，大肠当共知。
> 寅申少阳胆，三焦自有期。巳亥厥阴肝，心包脉细微。
> 辰戌行太阳，膀胱及小肠。丑未太阴土，脾肺是其乡。

〈直年司天歌〉的用法《玉龙经》里没有任何说明，若说是用于“五运六气”，条件尚显不足，五运六气的推算尚需天干、五行、方位、五音等条件。再者，虽符合六气的地支组合，但是所代表意义不同，六气的地支意义（五行）为：子午少阴热（君火），卯酉阳明燥（金），寅申少阳火（相火），巳亥厥阴风（木），辰戌太阳寒（水），丑未太阴湿（土）。另外，目前所知子午流注以日、时为主，无须推算到年。《玉龙经》中说：

> 阳日阳时针阴穴，阴日阴时针阳穴；阳日阴时针阳

穴，阴日阳时针阴穴。

《玉龙经》这句话相当有意思，《子午流注针经》说**“阳日阳时针阳穴，阴日阴时针阴穴”**。而天干与地支的搭配，一定是阳干对阳支或阴干对阴支，不会出现阳干对阴支或阴干对阳支。而《玉龙经》不仅出现阳干对阴支以及阴干对阳支，还将时、穴的阴阳错开，本该是阳时对阳穴、阴时对阴穴，《玉龙经》却是阳时对阴穴、阴时对阳穴。天干署日，地支署时。《玉龙经》中王国瑞总结出一张图表，用于表示日、时与穴位的搭配组合。

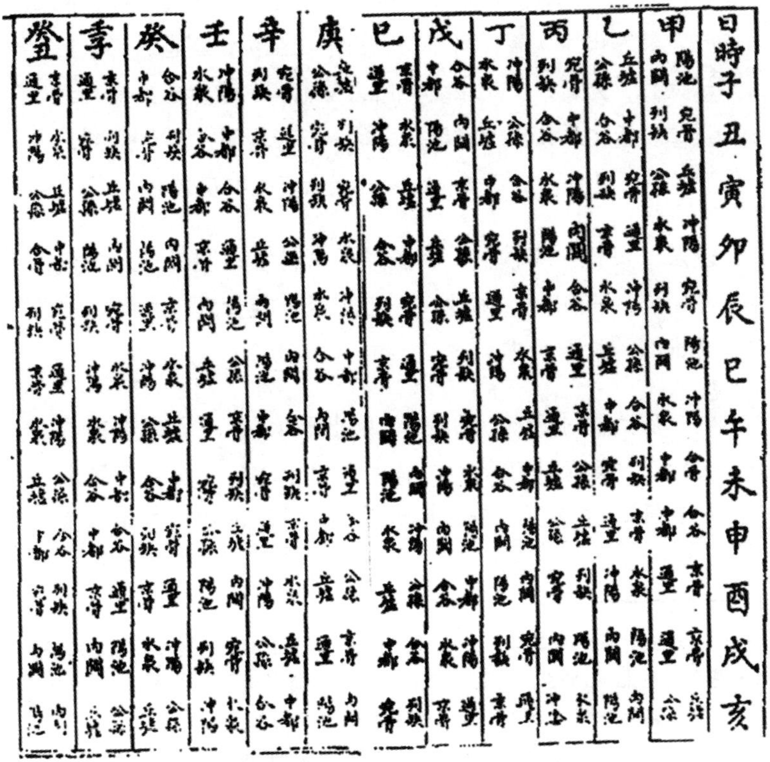

日時	甲	乙	丙	丁	戊	己	庚	辛	壬	癸	季	登
子	陽池 內關	丘墟 公孫	完骨 列缺	沖陽 水泉	合谷 中都	京骨 通里	丘墟 公孫	完骨 列缺	沖陽 水泉	合谷 中都	京骨 通里	京骨 通里
丑	完骨 列缺	中都 合谷	中都 合谷	公孫 丘墟	內關 陽池	水泉 沖陽	列缺 完骨	通里 京骨	中都 合谷	列缺 完骨	列缺 完骨	水泉 沖陽
寅	丘墟 公孫	完骨 列缺	沖陽 水泉	合谷 中都	京骨 通里	丘墟 公孫	完骨 列缺	沖陽 水泉	合谷 中都	陽池 內關	丘墟 公孫	丘墟 公孫
卯	沖陽 水泉	通里 京骨	內關 陽池	列缺 完骨	公孫 丘墟	中都 合谷	水泉 沖陽	公孫 丘墟	通里 京骨	內關 陽池	內關 陽池	中都 合谷
辰	完骨 列缺	沖陽 水泉	合谷 中都	京骨 通里	丘墟 公孫	完骨 列缺	沖陽 水泉	陽池 內關	陽池 內關	京骨 通里	完骨 列缺	完骨 列缺
巳	陽池 內關	公孫 丘墟	通里 京骨	水泉 沖陽	列缺 完骨	通里 京骨	中都 合谷	內關 陽池	公孫 丘墟	水泉 沖陽	水泉 沖陽	通里 京骨
午	沖陽 水泉	合谷 中都	京骨 通里	丘墟 公孫	完骨 列缺	陽池 內關	陽池 內關	合谷 中都	京骨 通里	丘墟 公孫	沖陽 水泉	沖陽 水泉
未	合谷 中都	列缺 完骨	公孫 丘墟	中都 合谷	水泉 沖陽	內關 陽池	通里 京骨	列缺 完骨	列缺 完骨	中都 合谷	中都 合谷	公孫 丘墟
申	合谷 中都	京骨 通里	丘墟 公孫	陽池 內關	陽池 內關	沖陽 水泉	合谷 中都	京骨 通里	丘墟 公孫	完骨 列缺	合谷 中都	合谷 中都
酉	京骨 通里	水泉 沖陽	列缺 完骨	內關 陽池	中都 合谷	公孫 丘墟	公孫 丘墟	水泉 沖陽	內關 陽池	通里 京骨	通里 京骨	列缺 完骨
戌	京骨 通里	陽池 內關	陽池 內關	完骨 列缺	沖陽 水泉	合谷 中都	京骨 通里	丘墟 公孫	完骨 列缺	沖陽 水泉	陽池 內關	陽池 內關
亥	丘墟 公孫	內關 陽池	水泉 沖陽	通里 京骨	通里 京骨	列缺 完骨	內關 陽池	中都 合谷	水泉 沖陽	公孫 丘墟	公孫 丘墟	內關 陽池

（王国瑞《扁鹊神应针灸玉龙经》，《中国医学大成三编》据《四库全书珍本初集》影印）

王国瑞所提出的图表，出现了几处颇为有趣的地方。

第一，×××与贾氏〈井荥六十首〉及徐氏〈子午流注逐日按时定穴歌〉有一个很大的差异。贾氏、徐氏所提的方式，每日平均是六个时辰开穴，而透过天干相合来弥补未开穴的时辰。王国瑞则是每日十二个时辰均开穴，其天干相合则是用于脏腑（穴位）。

第二，《玉龙经》所提十二原穴是有疑问的。依据《灵枢·九针十二原》的说法：

> 阳中之少阴，肺也，其原出于太渊，太渊二。阳中之太阳，心也，其原出于大陵，大陵二。阴中之少阳，肝也，其原出于太溪，太冲二。阴中之至阴，脾也，其原出于太白，太白二。阴中之太阴，肾也，其原出于太溪，太溪二。膏之原，出于鸠尾，鸠尾一。肓之原，出于脖胦[1]，脖胦一。凡此十二原者，主治五藏六府之有疾者也。

以及《灵枢·本输》：膀胱经，京骨穴；胆经，丘墟穴；胃经，冲阳穴；三焦经，阳池穴；小肠经，腕骨穴；大肠经，合谷穴。《难经·六十六难》曰：

> 肺之原出于太渊，心之原出于太陵[2]，肝之原出于太冲，脾之原出于太白，肾之原出于太溪，少阴之原出于兑骨[3]，胆之原出于丘墟，胃之原出于冲阳，三焦之原

1　脖胦所指穴位有二：一是气海穴，一是天枢穴。但天枢穴左右各一，似不符合《灵枢》所述。参见（日本）丹波元简《灵枢识》卷一。

2　“太陵”即“大陵”，此穴属手厥阴心包经。

3　《难经集注》引丁德用注为“神门穴”，与《灵枢·九针十二原》所说“大陵穴”不同。大陵穴为心包络之穴，因心为君主不得伤之，故心包络代之，所以在《内经》中大凡心病多皆采用心包络。

出于阳池，膀胱之原出于京骨，大肠之原出于合谷，小肠之原出于腕骨。

这里需要说明一下，《灵枢》所说的原穴有两种：一是五脏的十二原穴，一是六腑原穴。六阴经无原穴，以俞穴代原穴。《难经》所提出的十二原穴，后世医书多主之，但与《玉龙经》不同。

脏腑	肺	包络	肝	脾	肾	心	胆	胃	三焦	膀胱	大肠	小肠
难经	**太渊**	**太陵**	**太冲**	**太白**	**太溪**	**神门**	丘墟	冲阳	阳池	京谷	合谷	腕骨
玉龙经	**列缺**	**内关**	**中都**	**公孙**	**水泉**	**通里**	丘墟	冲阳	阳池	京骨	合谷	腕骨

（《难经》、《玉龙经》原穴对照表，粗标宋体表示相异。）

主要的差异是在五脏的部分，五脏原穴自《灵枢》、《难经》之后，到《针灸甲乙经》皆无异议。考历代医书与《玉龙经》同者，仅有唐代孙思邈《千金翼方》卷二十六〈三阴三阳流注法〉，王国瑞是否受到《千金翼方》影响不得而知。但奇怪的是，孙思邈另一部著作《备急千金要方》所主张的五脏原穴却与《难经》、《针灸甲乙经》相同。

第三，依据贾氏、徐氏所提的方式，在十干相合后，平均一时辰是开一穴，但也出现一时辰有未开穴及开二至四穴的。而《玉龙经》每日每一时辰均开二穴。

第四，《玉龙经》将三焦、心包络另置于壬子、癸丑，而贾氏、徐氏则是纳入十干之中。

第五，《玉龙经》每日的推算方式也很难以知晓，举甲、乙二日为例，将每日所开穴用五行代之。

时辰	子	丑	寅	卯	辰	巳	午	未	申	酉	戌	亥
甲日	土	水	土	火	水	土	火	金	金	木	木	土
乙日	土	金	水	木	火	土	金	水	木	火	土	土

乙日（阴日）是五行相生的顺序，三焦、心包络不在五行相生之内。甲日（阳日）则看不出生克的规律。

第六，《玉龙经》中的最奇怪之处是，天干地支所组成的六十甲子计时方式，不应当出现阳干配阴支或阴干配阳支，这不符合实际时间的干支记法。

二、高武《针灸聚英》

《针灸聚英》除了收录明代前期医书之外，在开头的〈引〉文中说：

> 思得师指而艰其人，求之远近，以针鸣者，各出编集《标幽》、《玉龙》、《肘后》、《流注》、《神应》等书，其于捻针补泻，尚戾越人从卫取气，从荣置气之说。复取《素》、《难》而研精之，旁究诸家。

高武在这段〈引〉文中说明，采用金元时期的医书为主，并广采《素问》、《难经》等其他医书以为批注，故在书中可见不少金元时期所产生的针灸歌赋。而对于子午流注法，《针灸聚英》中并没有集中于一处来讨论，而是散录各卷中。其中以卷二〈子午流注髎穴开阖〉及卷四下〈六十六穴阴阳二经相合相生养子流注歌〉这两处的记录与子午流注法关系最深。这两部分的内容，实与徐凤〈子午流注逐日按时定穴歌〉一样，只是在解说、使用上有所差异。

《针灸聚英》卷二〈子午流注髎穴开阖〉举前四项为例（括号中小字宋体为原文）：

胆甲日（甲与己合，胆引气行，木，原在寅。）甲戌时窍阴（胆井），丙子时前谷（荥小肠），戊寅时陷谷（俞胃），并过本原丘墟，庚辰时阳溪（经大肠），壬午时委中（合膀胱），甲申时气纳三焦。

肝乙日（乙与庚合，肝与血行。）乙酉时大敦（井肝），丁亥时少府（荥心），己丑时太白（俞脾），辛卯时经渠（经肺），癸巳时阴谷（合肾），乙未时血纳包络。

小肠丙日（丙与辛合，小肠引气出行，火，原在子，火入水乡。）丙申时少泽（井小肠），戊戌时内庭（荥胃），庚子时三间（俞大肠），过本原腕骨（原，火，原在子。），壬寅时昆仑（经膀胱），甲辰时阳陵泉（合胆），丙午时气纳三焦。

心丁日（丁与壬合，心引血行。）丁未时少冲（井心），己酉时大都（荥脾），辛亥时太渊（俞肺），癸丑时复溜（经肾），乙卯时曲泉（合肝），丁巳时血纳包络。

至于卷四下〈六十六穴阴阳二经相合相生养子流注歌〉也举四例：

甲时窍阴前陷谷，丘虚阳溪委中续，己合隐白鱼际连，太溪中封少海属。甲与己合，己合甲。甲胆窍阴（井金），欬逆弗能息，转筋耳不闻，心烦并舌强，穴在窍阴分。小肠前谷（荥火），热病汗不出，痎疟及强癫，白翳生于目，刺其前谷痊。胃陷谷（俞土），面目浮虚肿，身心怯振寒，须针陷谷穴，休作等闲看。丘虚（原），痿厥身难转，髀枢痛不苏，骱酸并脚痹，当下刺丘墟。大肠阳溪（经火），狂言如见鬼，热病厥烦心，齿痛并疮疥，阳溪可下针。膀胱委中（合水），腰肿不能举，髀枢脚痹风，委中神应穴，针下便亨通。

乙时大敦少府始，太白经渠阴谷止，庚合商阳与通谷，临泣合阳合三里。乙与庚合，庚合乙。乙肝大敦（井木），卒疝小便数，亡阳汗似淋，血崩脐腹痛，须向大敦针。心少府（荥火），水气胸中满，多惊恐惧人，肘挛并掌热，少府效如神。脾太白（俞土），烦心连脐胀，呕吐及便脓，霍乱脐中痛，神针太白攻。肺经渠（经金），膨膨而喘嗽，胸中痛急挛，暴痹足心热，经渠刺得安。肾阴谷（合水），脐腹连阴痛，崩中漏下深，连针阴谷穴，一诀值千金。

丙时少泽内庭三，腕骨昆仑阳陵泉，辛合少商然谷穴，太冲灵道阴陵泉。丙与辛合，辛合丙。丙小肠少泽（井金），云翳覆瞳子，口干舌强时，寒疟汗不出，少泽莫迟疑。胃内庭（荥水），四肢厥逆冷，胸烦肚腹膜，齿龃咽中痛，当针足内庭。大肠三间（俞木），肠鸣并洞泄，寒疟及唇焦，三间针入后，沉疴立便消；

> 腕骨（原）迎风流冷泪，瘫痪及黄躯，腕骨神针刺，千金价不如。膀胱昆仑（经火），脚腕痛如裂，腰尻疼莫任，昆仑如刺毕，即便免呻吟。胆阳陵泉（合土），冷痹身麻木，循身筋骨疼，阳陵神妙穴，随手便安宁。

> 丁时少冲大都先，太渊复溜并曲泉，壬合至阴夹后溪，京骨解溪曲池边。丁与壬合，壬合丁。丁心少冲（井木），少阴多恐惊，冷痰潮腹心，乍寒并乍热，宜向少冲针。脾大都（荥火），伤寒汗不出，手足厥而虚，肿满并烦呕，大都针便除。肺太渊（俞土），缺盆中引痛，喘息病难蠲，心痛掌中热，须当针太渊。肾复溜（经金），五淋下水气，赤白黑黄青，腹胀肿水蛊，宜于复溜针。肝曲泉（合水），血瘕并癃闭，筋挛痛日深，咽喉脐腹胀，应验曲泉针。

卷二〈子午流注髎穴开阖〉的内容基本上与徐凤〈子午流注逐日按时定穴歌〉一样，只是增加标注上五输穴。而卷四下〈六十六穴阴阳二经相合相生养子流注歌〉，一开始便说明十天干的相合，至于相合后怎么操作，没有进一步的说明。之后便是每一穴的主治。高武在卷二〈子午流注髎穴开阖〉后面有段话：

> 子午流注开阖时，原有方圆二图，今直录之，以便记诵。旧方图以甲己为九，乙庚为八，丙辛为七，丁壬为六，戊癸为五，子午为九，丑未为八，寅申为七，卯酉为六，辰戌为五，巳亥为四，圆图无此，而缺三焦包络。大抵书之有图，所以彰明其理耳，今反晦之，是以不录。窦氏井荥俞经合应日开阖，有图有说。今人泥其图而不详其说，妄言今日某日某时其穴开，凡百病

皆针灸此开穴。明日某日某时其穴开，凡百病针灸明日开穴，误人多矣。今去其图，直录其说，使人知某病宜针灸某经某穴，当用某日某时开方针。如东垣治前阴臊臭，刺肝经行间，用乙丑时矣。又刺少冲，则宜丁未日矣。岂东垣治一病而有首尾越四十三日刺两穴哉？此又不通之论也。大抵医自《素》、《难》之下，皆为旁溪曲径，非周行也。

高武提到原本的子午流注法有方圆二图，但文字却是引用徐凤《针灸大全》，而徐凤书中却不曾提到有方圆二图。除了徐凤之外，陈言《杨敬斋针灸全集》、《普济方》中也没有见到高武所提到的方圆二图，甚至元代窦默《针经指南》、王国瑞《玉龙经》中皆未见到。所以，我们无法得知高武所说的图形为何。

再者，高武说**“窦氏井荥俞经合应日开阖，有图有说”**。窦桂芳为《针灸四书》编辑、刊印者，高武似乎误将窦氏视为《子午流注针经》的作者了。今所见《子午流注针经》有关贾氏的部分只有十二张图表，以及六十六穴的主治说明。但六十六穴主治说明，高武所述又与贾氏不同。

最后几段，**“今人泥其图而不详其说，妄言今日某日某时其穴开，凡百病皆针灸此开穴。明日某日某时其穴开，凡百病针灸明日开穴，误人多矣。”**以及**“东垣治前阴臊臭，刺肝经行间，用乙丑时矣。又刺少冲，则宜丁未日矣。岂东垣治一病而有首尾越四十三日刺两穴哉？”**东垣，即金元四大家之一的李杲，字明之，号东垣老人。高武基本上是不认同按时取穴的做法，所以才说：“妄言今日某日某时其穴开”。并提到金元四大家之一的李杲，治疗前阴臊臭也未依时取穴。

故高武对于按时取穴之论应当是不认同的，但对六十六穴依病症取穴颇为看重，否则不会逐一标示六十六穴主治。

三、李梴《医学入门》

李梴，字健斋，明朝嘉靖至万历年间南丰（今江苏南丰）人。晚年为了初学医者入门，撰写八卷的中医启蒙书《医学入门》。书中不仅言及明代医学成就，对于金元时期的四大医学流派——刘完素的火热说、张从正的攻邪说、李东垣的脾胃说和朱震亨的养阴说，也多有着墨。

《医学入门》卷一〈针灸〉**提到了：〈子午八法〉、〈杂病穴法〉等相关针灸知识**。〈子午八法〉中提到：

> 子者，阳也；午者，阴也。不曰阴阳，而曰子午者，正以见人身任督，与天地子午相为流通，故地理南针不离子午，乃阴阳自然之妙用也。八法者，奇经八穴为要，乃十二经之大会也。言子午八法者，子午流注兼奇经八法也。

李梴所说的“子午八法”，包含了子午流注以及奇经八法。**在〈子午八法〉有关子午流注的说明不多：**

> 穴法子午流注：十二经脉，每经各得五穴，以应五行。所流为荥，所注为俞，所行为经，所入为合。井主心下痞满，荥主身热，俞主体重四肢节痛，经主喘咳寒热，合主逆气而泄。手不过肘，足不过膝，阳干三十六穴，阴干三十穴，共成六十六穴。其阳干多六穴，乃原穴合谷、腕骨、丘墟、冲阳、京骨、阳池是也。

至于未提井穴，则是因为**“井穴肌肉浅薄，多不宜针，故经每言荥俞”**。文字中未见有关时间或是干支的描述。而对奇经八法的描述中有一段文字：

> 窦师曰：公孙冲脉胃心胸，内关阴维下总同。临泣胆经连带脉，阳维目锐外关逢。后溪督脉内背颈，申脉阳跷络亦通。列缺任脉行肺系，阴跷照海膈喉咙。

奇经八法即窦默所提出的八脉交会。而在〈杂病穴法〉部分，李梴提到有关徐凤〈子午流注逐日按时定穴歌〉的看法：

> 假如甲日胆经行气，脉弦者，本经自病也，当窍阴为主。如虚则补其母，当刺肾之涌泉井，或膀胱之至阴井。实则泻其子，可取心之中冲井，或小肠之少泽井。甲木能制戊土，则不宜针。然阴阳相制者，岂无变化之机？故甲与己合而化土，亦可取脾之隐白。盖见肝之病，则知肝当传之脾，故先实其脾，无令受肝之邪。所谓上工不治已病治未病是也。
>
> 推之六甲、六乙、六丙、六丁、六戊、六己、六庚、六辛、六壬、六癸皆然，徐氏有歌云："甲日戌时胆窍阴，丙子时中前谷荥，戊寅陷谷阳明俞，返本丘墟木在寅，庚辰经注阳溪穴，壬午膀腕委中寻，甲申时纳三焦水，荥合天干取液门。"

李梴的看法与高武有一点是相同的：皆不认同按时取穴之说。高武重穴位的主治，李梴则依脏腑五行作子母补泻："**假如甲日胆经行气，脉弦者，本经自病也，当窍阴为主。如虚则补其母，当刺肾之涌泉井，或膀胱之至阴井。实则泻其子，可取心之中冲井，或小肠之少泽井。**"窍阴穴为胆经井穴，当胆经病时取之。若是胆经（木）虚证，当补其母（水），故取肾经（水）井穴涌泉穴与膀胱经（水）井穴至阴穴。反之，若胆经（木）实证，当泻其子（火），取心经（火）井穴中冲穴或小肠经（火）

井穴少泽穴。李梴所提方式的另一特点，即开井穴时补泻生克皆采用井穴，开荥穴则取荥穴，余下的俞、经、合穴皆是如此。

木能克土则不宜针，是指当木（肝、胆）有病症出现，时久会传于土（脾、胃），这时不在木下针，而是应当强化土。这时便可透过天干相合的原理，甲己合化土，针己土脾经的井穴隐白穴来加强脾经胃经土，使不受病邪传染。**“六甲、六乙、六丙、六丁、六戊、六己、六庚、六辛、六壬、六癸”**则是指十干每一天干各有六个时辰，每一时辰开一穴，对此，李梴解释道：

> 六甲日，甲戌时开穴，胆井窍阴，或合脾井隐白。相生，膀胱井至阴，肾井涌泉，小肠井少泽，心井中冲；相克，肺、大肠、脾胃井及阖穴。乙亥时不录，后仿此。
>
> 丙子时开穴，小肠荥前谷，合肺荥鱼际。相生，胆荥侠溪，肝荥行间，胃荥内庭，脾荥大都。
>
> 戊寅时开穴，胃俞陷谷，或合肾俞太溪。相生，小肠俞后溪，心俞神门，大肠俞三间，肺俞太渊；又木原生在寅，可取胆原穴丘墟。
>
> 庚辰时开穴，大肠经阳溪，或合肝经中封。相生，胃经解溪，脾经商丘，膀胱经昆仑，肾经复溜。
>
> 壬午时开穴，膀胱合委中，或合心合少海。相生，大肠合曲池，肺合尺泽，胃合三里，脾合阴陵泉。
>
> 甲申时乃三焦引气归元，可取液门荥穴，水生木也，返本还元。

“乙亥时不录，后仿此”，是因为两时辰开一次穴，甲戌时已开，故乙亥不开，至丙子时才有开穴。甲戌时开胆经井穴窍阴穴，合脾经井穴隐白穴，其生克上已有叙述。

丙子时开小肠经荥穴前谷穴，合肺经荥穴鱼际穴。相生，小肠经属火，故其母为木肝经与胆经，所以取胆经荥穴侠溪穴与肝经荥穴行间穴；肺经属金，故其母为土，所以取胃经荥穴内庭穴与脾经荥穴大都穴。相克虽未明言，但依据甲戌时的说法，水克火，故取肾经荥穴然谷穴与膀胱经荥穴通谷穴；火克金，故取心经荥穴少府穴与小肠经荥穴前谷穴。寅时可取胆经原穴丘墟穴，甲申时为三焦经，故取三焦经荥穴液门穴。至于乙日：

> 六乙日，乙酉时开穴，肝井大敦，或合大肠井商阳。相生，肾井涌泉，膀胱井至阴，心井少冲，小肠井少泽。
>
> 丁亥时开穴，心荥少府，或合膀胱荥通谷。相生，肝荥行间，胆荥侠溪，脾荥大都，胃荥内庭。
>
> 己丑时开穴，脾俞太白，或合胆俞临泣。相生，心俞神门，小肠俞后溪，肺俞太渊，大肠俞三间，又丑时可刺肝原穴太冲。
>
> 辛卯时开穴。肺经经渠，或合小肠经阳谷。相生，脾经商丘，胃经解溪，肾经复溜，膀胱经昆仑。
>
> 癸巳时开穴，肾合阴谷，或合胃合三里。相生，肺合尺泽，大肠合曲池，肝合曲泉，胆合阳陵泉。
>
> 乙未时乃包络引血归元，可刺劳宫荥穴，木能生火也，俱以子母相生。后皆仿此。

乙酉时开经穴，依据脏腑五行补泻生克皆取经穴；丁亥时开荥穴，补泻生克皆取荥穴。己丑时开俞穴、辛卯时开经穴、癸巳时开合穴，皆取当时辰所开五输穴。至于乙未时为心包络之荥穴，木能生火，子母相生。三焦、包络基本上是依据徐凤〈子午流注逐日按时定穴歌〉，按《子午流注针经》的说法，三焦为阳，故五腑甲胆、丙小肠、戊胃、庚大肠、壬膀胱皆引气归三焦；包络属阴，故乙肝、丁心、己脾、辛肺、癸肾引血归包络。最后，李梴说道：

> 阳日遇阴时，阴日遇阳时，则前穴已闭，取其合穴针之，合者，甲与己合化土，乙与庚合化金，丙与辛合化水，丁与壬合化木，戊与癸合化火。赋云：五门十变，十干相合为五，阴阳之门户。十变却十干，临时变用之谓也。

“阳日遇阴时，阴日遇阳时，则前穴已闭，取其合穴针之”。合者，正是五门十变，十干相合。前已有说明，此处不再赘述。

四、小结

三种形式的子午流注法，王国瑞《玉龙经》的形式算是较接近《子午流注针经》的，但比较《玉龙经》与《子午流注针经》的内容，却有五点差异。

1.时间上的不同。《子午流注针经》是阳日阳时、阴日阴时，而《玉龙经》却是阳日阴时与阴日阳时。按天干地支的计时法，这是不会出现的。

2.《子午流注针经》重在五输穴的使用，而《玉龙经》却重在十二原穴的使用。

3.《子午流注针经》说的五门十变或夫妻配穴，是指十天干（日）的相合；《玉龙经》则是以天干表脏腑，天干相合表脏腑原穴组合。

4.三焦与心包络的配置上，《子午流注针经》中不系五行所摄，十经气血养育；《玉龙经》则在十干日外另置壬子、癸丑，与实际日时记法不一样。

5.《玉龙经》着重十二经的原穴，但所提出的原穴与众多传世医书所说原穴皆不一样。

《针灸聚英》、《医学入门》刊行较晚，但两书的共同点都是不认同逐日按时取穴的方式。《针灸聚英》着重在穴位的主治，至于开穴时辰脏腑五行，与贾氏〈井荥六十首〉是一样的，徐凤、杨继洲等人则是重在五输穴的五行。《医学入门》则是开穴时辰的五输穴中相同输穴的五行。在五门十变上，《针灸聚英》、《医学入门》皆是运用于十天干日，仅此点是一致的。

从这三部医书的内容来看，《玉龙经》在形式上是较贴近《子午流注针经》的，内容上却产生如此差异。《针灸聚英》、《医学入门》又与《针灸大全》、《针灸大成》说法如此不一，显见子午流注针法的记载与传承上，确实有许多缺漏或是不清楚之处。

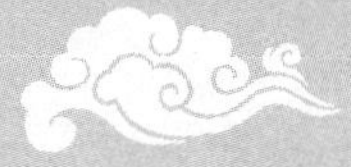

第七篇　从不同角度看《子午流注针经》及子午流注法

子午流注法不论在文献上或是实作上，都存在不少矛盾与疑问，这也使我们对这一套针刺法有一些不同的想法。下面试着从其他角度来进行讨论。

第一，子午流注法不是出自《内经》，因为《内经》根本就没有以十二地支来表示十二时辰或十二经脉的说法。但《内经》中天人合一的思想却对子午流注法有很深刻的影响。第二，子午流注针法的搭配，很明显受到术数《易》学的影响，特别是在天干合化与五行方面。第三，元刊本《子午流注针经》所引用的《难经》，应当是指《难经集注》，尤其是与宋代丁德用《难经补注》的说法相当贴近。第四，从《玉龙经》、《针灸聚英》与《医学入门》对子午流注法看法差异之大，表明原本的样貌可能与今日所见的不同。第五，《子午流注针经》这部书，有不少前后说法不一的现象。所以，我们重新来梳理，试着从不同的角度来看这部书以及子午流注针法。

一、作者与内容

这一部分曾在《〈子午流注针经〉一书与作者》部分讨论过，在此我们换一个角度思考。

一部《子午流注针经》作者牵扯到窦桂芳、何若愚、阎明广与贾氏四人。窦桂芳是在编辑《针灸四书》时将〈子午流注针经〉收入其中，所以不是作者。何若愚只是撰写〈流注指微针赋〉。阎明广注解了〈流注指微针赋〉，同时也可能编撰其他的内容。但有个地方值得注意，即卷上是阎明广注，卷中是阎明广编次，卷下阎明广完全没有说是注释还是编次，显然，〈井荥歌诀六十〉极可能是贾氏〈井荥六十首〉。〈井荥歌诀六十首〉也是徐凤作〈子午流注逐日按时定穴歌〉的依据，此后又影响高武、陈言、李梴与杨继洲等明代医学家。

我们不清楚王国瑞在编写《玉龙经》时，是否受到了贾氏〈井荥六十首〉或是《子午流注针经》的影响。在《玉龙经》中没有见到有关贾氏〈井荥六十首〉的相关叙述，且其受《子午流注针经》的影响也不深。高武与李梴虽然沿用贾氏〈井荥六十首〉、《子午流注针经》及徐凤《针灸大全》的说法，但是看法与使用上却截然不同。

刨去何若愚《流注指微针赋》，卷上的经络图说文字来源是《灵枢·经脉》，卷中手足十二经穴图来自《难经集注》，剩下的便是卷下〈井荥歌诀六十首〉。其中存在一些有趣的问题，阎明广提到贾氏，甚至用贾氏的话来解释〈流注指微针赋〉，但为什么不将这位贾氏是何人说清楚？又为什么不将贾氏的作品全数保存于书中，只引用部分资料来作为子午流注针法的内容？

详阅〈流注指微针赋〉的内容，其实与〈井荥歌诀六十首〉没有直接关系。〈流注指微针赋〉的原文与子午流注法有关的大概只有这几句话：

知本时之气开，说经络之流注。……
详夫阴日血引，值阳气流。……
况乎甲胆乙肝，丁心壬水。……
生我者号母，我生者名子。……
疼实痒虚，写子随母要指。……
养子时克注穴穴须依。

其他内容则是来自阎明广的注释。若只是用来说明，窦默窦太师还较有名望，所作的〈标幽赋〉里面也提到：

　　但用八法五门分主经络十二原，是为枢要。一日取六十六穴之法，方见幽微；一时取一十二经之原，始知要妙。

　　推于十干十变，知孔穴之开阖；论其五行五脏，察日时之旺衰。

五门十变、一日取穴六十六、天干合化、五行五脏生克及随日时经脉气血旺衰等，也都与子午流注法有关。然而，阎明广始终没有说明为何取〈流注指微针赋〉作为《子午流注针经》的开篇。

我们不仅对何若愚所知甚少，对贾氏更是一无所知。从一个编辑者的角度来看，为何要将不同人的著作结合起来？原因可能是这作些品内容、性质相近，或这些部分是阎明广所认同的思想。但从阎明广〈流注针经序〉来看：

　　近有南唐何公，务法上古，撰《指微论》三卷，……又近于贞元癸酉年间，收何公所作《指微针赋》一道，叙其首云，皆按《指微论》中之妙理，……广今复采《难》、《素》遗文，贾氏《井荥六十首》

> 法，布经络往还，附针刺孔穴部分，钤括图形，集成一义，名曰《流注经络井荣图歌诀》，续于赋后。

显然是为注解〈流注指微针赋〉，故采《难经》、《素问》之说，而贾氏〈井荥六十首〉续于后。故理当〈流注指微针赋〉为主角才对，却不知为何，明代诸多医家却将〈井荥六十首〉作为主角了。从徐凤、陈言、高武与杨继洲等人的著作中便可以明显看到，它们皆是将〈流注指微针赋〉与〈井荥六十首〉拆开，这似乎违背了阎明广的本意。

再者，为什么没将贾氏的著作直接辑录《子午流注针经》中，反而是将何若愚〈流注指微针赋〉作为开篇？在元刊本《子午流注针经》中，阎明广提到贾氏有两次，若加上《普济方》所收篇章，共有三次（详见本书《〈子午流注针经〉一书与作者》第三节“《子午流注针经》中贾氏云的内容”），表示贾氏本来是有著作的，那为何阎明广不收录呢？我们猜测，原因有三：

1.**贾氏的著作就是如此**。但这种猜测显然站不住脚，因为所引用的贾氏云的内容，在元刊本《子午流注针经》其他篇章中都没看到，显然贾氏的著作原貌并非如此。

2.**阎明广所见贾氏著作已是残缺不全的**。阎明广是金元时期人，贾氏大概是南宋中晚年代期或稍早的人物，而南宋末年到元朝是战乱年代，典籍散乱亡佚是很正常的。

3.**阎明广所见贾氏著作是从其他典籍中看到的，或许是某位医者著作中收录了贾氏之作，或是贾氏的门人弟子所传**。但因为贾氏并非为众人所知所重，故仅辑录重点。而阎明广在编辑时，也仅就认为重要处收录。

不论真相为何，阎明广所见贾氏著作定非全本，否则不会将贾氏著作置于附属，而应当是尽力保留贾氏作品全貌。

不少学者误将何若愚或阎明广视为子午流注针法的创作者，所以将〈流注指微针赋〉当作子午流注针法的重要依据。然而作者与内容本就存有疑问，也因此衍生出另一个更加严重的问题，即子午流注针法操作上主要的三种方式：纳子法、纳甲法与养子时刻法。

养子时刻法出自何若愚〈流注指微针赋〉，但我们必须说，真正将养子时刻法操作说清楚的是阎明广。〈流注指微针赋〉仅说了**“养子时克注穴，穴须依。”**而**“甲戌时木火土金水相生，五度一时辰，流注五穴毕也。”**这些话是出自阎明广的注释。养子时刻法的内容明显与〈井荥歌诀六十首〉和〈子午流注逐日按时定穴诀〉不一样。一时辰出现五穴，这在〈井荥歌诀六十首〉和〈子午流注逐日按时定穴诀〉中都没有出现过。

不论是纳子法还是纳甲法，《子午流注针经》中皆无相关的文字描述。更为重要的是，在明代医籍中，如《普济方》、《针灸大全》、《杨敬斋针灸全书》、《针灸聚英》、《针灸大成》、《医学入门》等，都没有纳子法与纳甲法的相关记载，只有子午流注法的零星记录。如杨继洲在《针灸大成》注解窦默〈标幽赋〉**“一日取六十六穴之法，方见幽微”**时说：

> 六十六穴者，即子午流注井荥俞原经合也。阳于注腑，三十六穴，阴于注脏，三十穴，共成六十六穴，具载五卷《子午流注图》中。此言经络一日一周于身，历行十二经穴，当此之时，酌取流注之中一穴用之，以见幽微之理。

又如，“论其五行五脏，察日时之旺衰”杨继洲注解：

> 此言病于本日时之下，得五行生者旺，受五行克者

衰。如心之病，得甲乙之日时者生旺，遇壬癸之日时者克衰，余仿此。

而近现代对于纳子法和纳甲法的介绍，几乎没有一人能告诉我们，它们究竟是哪一部中医典籍中所提出的。每一个人都是从《内经》开始说起，之后是《难经》、《针灸甲乙经》，而后是《针灸大全》、《针灸聚英》以及《针灸大成》，而这些书籍都没提到纳子法和纳甲法。

也有学者认为没有养子时刻法，只有纳子法和纳甲法。纳子法是按地支，是日周期，用本经的五输穴行补泻；纳甲法是按斗建，是年周期（陈述堂.《子午流注说奥》. 页7），但也没说清楚是依据哪一部书籍而来，只是将干支、五行、经络与五输穴相互结合，找到最接近于〈子午流注逐日按时定穴诀〉的说法。

我们只能说，何若愚〈流注指微针赋〉与贾氏〈井荥六十首〉被阎明广收入《子午流注针经》中。而阎明广在编辑时，似乎将〈流注指微针赋〉作为子午流注的大意说明，将〈井荥六十首〉作为实际操作的准则。这两个部分未能紧密结合。徐凤《针灸大全》依贾氏〈井荥六十首〉编写〈子午流注逐日按时定穴诀〉，但徐凤著作少为人知。杨继洲《针灸大成》则广为人所知，〈子午流注逐日按时定穴诀〉因杨氏著作才广为世人所知。于是，早期研究子午流注者，便多以《针灸大成》中〈子午流注逐日按时定穴诀〉为主。即便后来逐渐知晓《针灸大全》、《子午流注针经》，但仍多承袭前人所述，说不清楚的仍是说不清楚，只能尽力去找寻较符合〈子午流注逐日按时定穴诀〉与〈井荥六十首〉所述。

用更简洁直白的说法，就是前人没说清楚，后人补足不全之处。只是到目前为止，许多相关书籍和文章，都没能完全符合前人之说，而对于纳子法或纳甲法的使用，也是一方面沿袭前人论述，一方面提出己见，以求符合〈子午流注逐日按时定穴诀〉与〈井荥六十首〉所述，其根本原因就是这两种方式都找不到原典出处。

二、五行、干支与经络、输穴

五行部分在〈五输穴与五行〉中讨论过，所以先从干支在古代历法中用于记年、月、日、时的方式来谈。十个天干（甲、乙、丙、丁、戊、己、庚、辛、壬、癸）和十二个地支（子、丑、寅、卯、辰、巳、午、未、申、酉、戌、亥），天干在前，地支在后，两两依序互相配合，成为六十组干支组合。这种以干支组合的六十甲子，在距今三千多年前的殷商帝乙时代的甲骨片上已有完整记录（见下图，《甲骨文合集》第37986）。

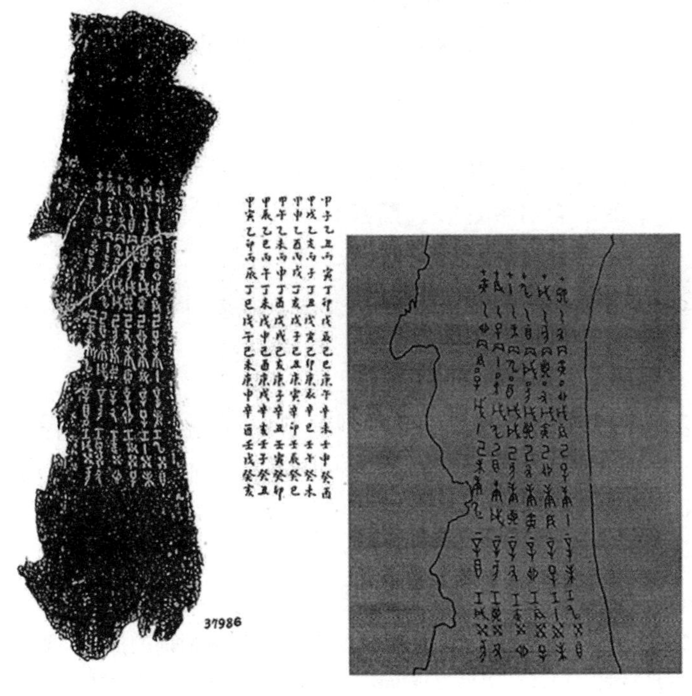

《甲骨文合集》37986

组合方式从甲子起，至癸亥终，六十组为一循环。假设某日为甲子，那么第二天就是乙丑，第三天就是丙寅，依此类推，一周期为六十日，循环往复。癸亥后又从甲子起。但出土甲骨片上，也有单用天干或单用地支记时者。从历法上看，阴历记录日期以太阴（即月亮）盈缺为主，阳历记录日期则按太阳视运动周期为准。虽然阴历与阳历的周期都与“六十进制”的周期接近，但并非完全吻合，因此，子午流注中若是以六十甲子作为定穴的依据，那么很明显会与阴历或阳历的周期有所差异，而无法相符。[1]

十二经络、五输穴在《灵枢》中已完整阐述，只是欠缺了干支与五行的搭配。《针灸甲乙经》完成了五输穴与五行的基本搭配，但还没有十二经络与天干、地支的配合，这一部分大约出现在宋代，但并非中医学书籍所述。

《子午流注针经》卷中〈井荥所属〉中说：

> 阴井木，阳井金；阴荥火，阳荥木；阴俞土，阳俞水；阴经金，阳经火；阴合水，阳合土。昔圣人先立井、荥、俞、经、合，配象五行，则以十二经中各有子母。故刺法云：虚则补其母，实则泻其子。假令肝自病，实则泻肝之荥，属火，是子；若虚则补肝之合，属水，是母。余皆仿此。

这段文字描述可以分为两个重点：一是五输穴与五行的搭配；二是子母补泻的使用。这两点均可在《难经》中找到相似的记录。

1　杨维杰《针灸经纬》中对于子午流注法取穴时间的推算，即是依据阳历年月日时。但在文中已清楚说明，六十甲子的循环与阳历无关，故而未将杨维杰之说列入文中讨论。

《难经·六十四难》曰：

> 阴井木，阳井金；阴荥火，阳荥水；阴俞土，阳俞木；阴经金，阳经火；阴合水，阳合土。

〈井荥所属〉与〈六十四难〉的这段话很相似，但在五输穴的五行搭配上不一样。在〈五输穴与五行〉中已说明《子午流注针经》卷中〈井荥所属〉应当是有误的。

《难经·六十九难》曰：

> 虚者补其母，实者泻其子，当先补之，然后泻之。不实不虚，以经取之者，是正经自生病，不中他邪也，当自取其经，故言以经取之。

宋代丁德用注：

> 此经先立井荥俞经合配象五行，即以十二经中各有子母，递相生养，然后言用针补泻之法也。假令足厥阴肝之络中虚，即补其足厥阴经合，是母也。实即泻足厥阴经荥，是子也。如无他邪，即当自取其经。故言以经取之也。

同样是肝自病，〈井荥所属〉说：“**实则泻肝之荥，属火，是子；若虚则补肝之合，属水，是母**。”丁德用注：“**虚即补其足厥阴经合，是母也。实即泻足厥阴经荥，是子也**。”可见五输穴以五行生克，子母补泻之法，可能形成于宋代。晋代皇甫谧《针灸甲乙经》虽有五输穴与五行的搭配，但没有以五输穴子母补泻、生克之说。

子午流注法中“**甲胆乙肝丁心壬水**”或是“**肺寅大卯胃辰**

宫”，这种以天干地支来代表脏腑的说法，明代医书中早已普遍可见。但在宋代之前的医书中却找不到这样的记载，反而在宋代的命理术数书《渊海子平》及明代《三命会通》中有。

王国瑞《玉龙经》中曾说子午流注针法之心要是“**此皇极先天之数所由，起五行五气所由化合**”，宋代邵雍《皇极经世》并无相关直接证据。但若是从河洛术数的观点来看，便可以明白王国瑞为何这样说，毕竟八字命理之学是从河洛术数衍生出来的。

有趣的是，王国瑞《玉龙经》所提子午流注法中的干支组合，并非是六十甲子的组合。殷商帝乙时期的天干地支表，便是阳干对阳支、阴干对阴支，而且《子午流注针经》中〈井荥歌诀六十首〉，以及《针灸大全》、《针灸聚英》、《医学入门》与《针灸大成》等书所记皆是如此，唯独《玉龙经》不仅有阳干对阳支、阴干对阴支，还出现阳干对阴支、阴干对阳支的现象。此外，〈井荥歌诀六十首〉中的五行对应的是脏腑，而不是五输穴。《针灸大全》、《针灸聚英》、《医学入门》与《针灸大成》等，皆是五行对应五输穴。

高武曾在《针灸聚英》卷二〈子午流注髎穴开阖〉中引用李杲的病例说了一段话：“**一病而有首尾越四十三日刺两穴哉？**”表明高武并不认同按日、时取穴的原则。也因此，他在《针灸聚英》中虽引用徐凤〈子午流注逐日按时定穴歌〉，但更看重五输穴的疗效。

《子午流注针经》卷上〈流注指微针赋〉云：“**况乎甲胆乙肝丁心壬水。**”阎明广注：“**贾氏各分头首，十日一终，营运十干。**”此外，卷中有一篇〈三阴三阳流注揔说〉，但此篇在元刻本中有目无文，《普济方》有引用，记载道：

> 贾氏云：凡六十首者，原有二种也，有外行脉经

六十首，又有内行血脉六十首，此法微妙，古圣人隐之，恐世人晓会之，只载一说，今世不传。……谓气血一昼夜行通六十俞穴也。

《子午流注针经》中一方面说用十干（十日）运行六十六穴，但又说六十六穴可以一昼夜行毕。该如何取决？不得而知。至于一个时辰是只能开一穴，还是能一至四穴同时开穴？元刊本《子午流注针经》卷中〈三焦心包络二经流注说〉曰：

每一穴分得一刻六十分六十厘六毫六丝六忽六秒，此是一穴之数。六十穴合成百刻，每一时辰相生养子五度，各注井、荥、俞、经、合五穴，昼夜十二时辰，气血行过六十俞穴也。

按理应当是一时辰一穴，除非遇到原穴。六阴经中原穴同俞穴，六阳经则原穴另有他穴，所以只有六阳经会出现有一时辰二穴。但〈三焦心包络二经流注说〉所说则是一时辰开了五穴，这与〈井荥歌诀六十首〉不同，与其他医书记载也颇有差异。

这些现象，也让我们开始怀疑子午流注法使用天干、地支，未必就是要按日或按时取穴，抑或子午流注法的原貌根本就没有这些。否则《针灸聚英》、《医学入门》不会作出这样的解说，且同样是元代的《玉龙经》，也不会出现阳干对阴支、阴干对阳支的现象。

三、从八脉交会穴的现象看子午流注法

元代窦默在《针经指南·流注八穴序》中说：

交经八穴者，针道之要也，然不知孰氏之所述。但《序》云乃少室隐者之所传也，近代往之弥验。予少

时尝得其本于山人宋子华，子华以此术行于河淮间四十年。起危笃患，随手应者，岂胜数哉！予嗜此术，亦何啻伯伦之嗜酒也，第恨斯学之初，心术未常，手法未成，而兵火荐至，家藏图籍，与其的本悉亡之，今十五年矣，切求而莫之获。近日得之于铜堂碑字王氏家，其本悉如旧家所藏，但一二字讹及味之，亦无所害矣。予复试此，一一精晓，疾莫不瘳，苟诊视之，明俾上下合而攻之，如会王师，擒微奸，捕细盗，虽有不获者，寡矣。噫！神乎哉是术也，今得之，亦天之厚予，于是者多矣。然予之所嗜，非欲以藉此而私己之为也，盖欲民生，举无痒痾疾痛，痼羸残瘵之苦而为之也。惟学者亦嗜是焉如是，非予所敢知也。

窦默说交经八穴的作者不知是谁，是在年轻时从宋子华处习得，但因当时年少，未能学尽，而后又逢战争，家藏书籍尽毁。十多年后，在铜台碑字王氏家看到，与家中所藏本只一二字有差异，但并不损害其本意，因此窦默重新整理后刊印行世。〈流注八穴序〉后有〈八穴交会〉：

公孙通冲脉	合于胸、心、胃
内关通阴维	

临泣通带脉	合于目锐眦、耳后、颊、颈、肩、缺盆、胸、肠
外关通阳维	

后溪通督脉	合于内眦、颈、顶、耳户、冲膊、小肠、膀胱
申脉通阳跷	

列缺通任脉	合于肺系、喉咙、胸膈
照海通阴跷	

窦默在〈八穴所在〉中描述了八穴位置及八穴相合：

公孙二穴，足太阴脾之经。在足大趾内侧本节后一寸陷中。令病患坐蜷两足底相对取之。合内关穴。

内关二穴，手厥阴心之经，在手掌后二寸。令病患稳坐抑手取之。

临泣二穴，足少阳胆之经，在足趾指次趾本节后一寸陷中。一云：去侠溪一寸五分。令病患垂足取之。亦合于外关。

外关二穴，手少阳三焦经，在手腕后二寸，别起心主。令病人稳坐覆手取之。

后溪二穴，手太阳小肠之经，在手小指外侧本节后陷中。令病人稳坐覆手取之。合申脉。

申脉二穴，足太阳膀胱经，在足外踝下赤白肉陷中。令病人垂脚坐取之，侧卧取亦得。合于后溪穴。

照海二穴，足少阴肾之经，在足内踝下赤白肉际陷中。令病人稳坐足底相对取之。合列缺。

列缺二穴，手太阴肺之经，在手腕后一寸半。两手相叉指头尽处，筋骨罅间是。合照海。

〈八穴所在〉后半段则是八穴主治。为何要提窦默的八脉交会穴？其实是为了间接证明今日所见的子午流注法可能是经过后世多人增添后所成的。

窦默《针经指南》与《子午流注针经》虽同时被窦桂芳收入《针灸四书》中，但成书时间较《子午流注针经》早。窦默所提的八脉交会穴，在后世被称为“灵龟八法”，在杨继洲《针灸大成》卷五《灵龟取穴飞腾针图》、《八法歌》、《八法交会八脉》、《八法交会歌》、《八法交会八穴歌》、《八脉配八卦》、《八穴配合歌》、《刺法启玄歌》、《八法五虎建元日时歌》、《八法逐日干支歌》、《八法临时干支歌》以及《推定六十甲子日时穴开图例》等均有提及。

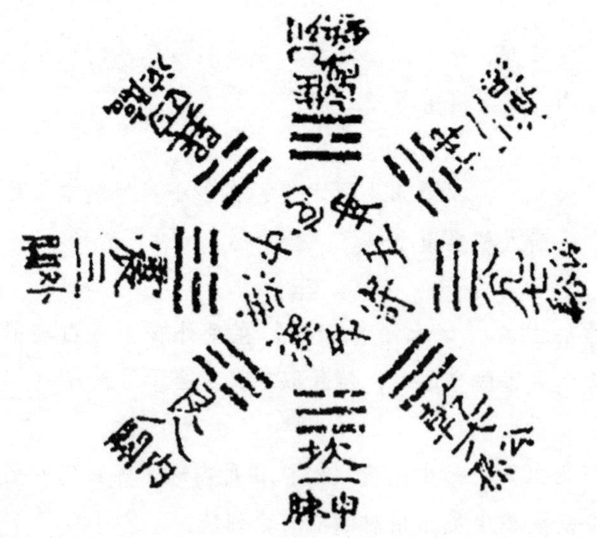

（图引自：明代杨继洲《针灸大成》卷五〈灵龟取穴飞腾针图〉）

〈八法歌〉曰：**“坎一联申脉，照海坤二五，震三属外关，巽四临泣数，干六是公孙，兑七后溪府，艮八系内关，离九列缺主。”**〈八脉配八卦〉又说：**“干属公孙艮内关，巽临震位外关还，离居列缺坤照海，后溪兑坎申脉联。补泻浮沉分逆顺，随时呼吸不为难，仙传秘诀神针法，万病如拈立便安。”**逐步地将八穴配八卦，而八卦又配天干、地支，所以又进入六十甲子的推算。

往前看《针灸聚英》，也是八穴配八卦，八卦配天干、地支，最终进入六十甲子的推算。再往前，徐凤《针灸大全》中有一幅图，名为《灵龟八法之图》，或许是此图确立了“灵龟八法”之名，但这也可能是八脉交会穴与八卦、天干地支纠缠不清的开始。

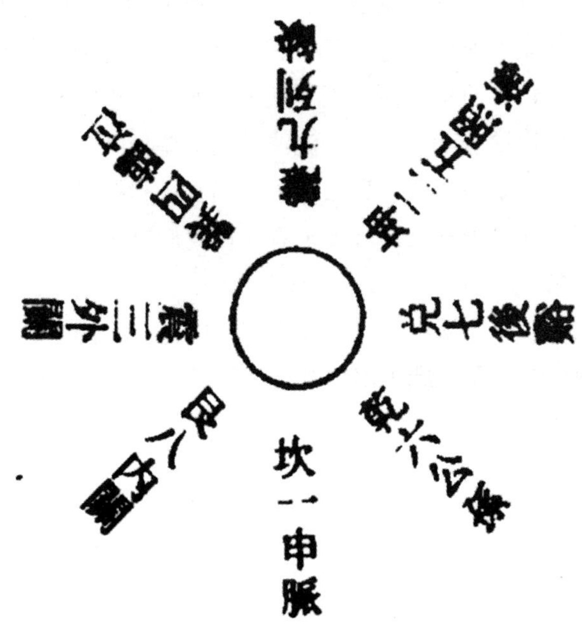
離九列缺
坤二、五照海
兌七後谿
乾六公孫
坎一申脈
艮八內關
震三外關
巽四臨泣

（图引自：明代徐凤《针灸大全》卷四〈灵龟八法之图〉）

从此例来看，一开始窦默只是说这八穴分属奇经八脉，二穴一组，而每一组的穴位都是一在手一在足，透过奇经八脉的连接，可以治愈各式各样的病症，本来是与八卦、天干地支等毫无一点关系的。但不知为什么，明代的医书将这八穴连接上了八卦，进而牵连上天干、地支与六十甲子，将原本简洁易懂的东西转化成繁琐无比又牵扯不清的状况。

更为奇异的是，近代以来每论及八脉交会穴，必言及先后天八卦、天干地支六十甲子十日推算，或是河图洛书数字推演。总之，必推演一番才能知道要取哪一穴，却不愿意回归窦默《针经指南》中的论述，什么病症取什么穴，配合哪一穴以增加疗效。

四、关于子午流注法的新想法

按时取穴为主的针刺技术，在唐宋以前的医书中是没有的。我们试着从金元时期来寻找其他相关针刺方法的资料，发现窦默〈标幽赋〉内容简单易懂。王国瑞《玉龙经》也有关于子午流注的记载，但内容上却与《子午流注针经》差异颇多。到了明代的医书中则有更多的记载，也出现了不同看法和解说。从窦默的八脉交会穴变成灵龟八法的现象来看，让我们对于子午流注法产生了新的想法。

元代窦桂芳所编辑的《针灸四书》中，在《针经指南》后附《针灸杂说》一卷，此为窦桂芳所编撰，内容不多，但总结了不少资料。如：

> 子目丑耳寅胷前，卯齿辰腰巳手间，午心未足申头上，酉膝戌阴亥在胫。此是人神十二支，针灸避之获康安。〈定十二支人神〉

甲胆乙肝丙小肠，丁心戊胃己脾乡，庚是大肠辛是肺，壬属膀胱癸肾详。〈十二经纳天干歌〉

十二经行十二时，子原是胆丑肝之，肺居寅位大肠卯，辰胃流传巳在脾，午字便随心脏定，未支须向小肠宜，申膀酉肾戌包络，惟有三焦亥上推。〈地支十二属〉

寅属肺，卯属大肠，辰属胃，巳属脾，午属心，未属小肠，申属膀胱，酉属肾，戌属心主，亥属三焦，子属胆，丑属肝。〈十二经配十二支〉

这些资料就是子午流注法中天干地支与经络脏腑的搭配。不论窦桂芳整理总结用意为何，但对于查阅文献而言是更为方便的。然而，八脉交会穴变成灵龟八法的现象，却不容忽视。

从八脉交会穴变成灵龟八法的现象，重新思考子午流注可能的样貌，得到两种可能的样式。第一种样式如表（1），其思考内容及方向是：

1.将十天干不作时间上的“日”，只视为脏腑的代号。不论是从《内经》、《针灸甲乙经》或其他医书，皆持一昼夜流毕六十六穴之说，未有十日流毕六十六穴之论。

2.徐凤、杨继洲等人的书中没有独立的心包络与三焦经，但《子午流注针经》中心包络与三焦经不仅与另十经结合，而且是独立的。而六阳经有原穴，故只在六阳经的时辰会出现一时辰开两穴的情况，六阴经则无。

3.一般因**“甲日戌时胆窍阴，丙子时中前谷荥”**而将前谷置于乙日子时，这明显与原文不同，且也正如高武所说**“一病而有**

首尾越四十三日刺两穴哉？”的问题。不论贾氏或徐凤都是说甲日戌时、丙子时、戊寅时、庚辰时、壬午时、甲申时，所以当是在甲日，而不在乙日。且岂有要求患者三更半夜再来诊疗的！

4.一病取穴需隔日或隔数日，这很不可思议。贾氏与徐凤之说皆是从井穴开始，依次循五输穴顺序来表述，而形成时间推延至隔日。若依据表（1），则五输穴一日皆可取用，不用推延至隔日。

5.若十干日不再视为十天的时间，而作为脏腑的代号，则每一脏腑不论哪一天病发，都可以依据时辰或是合日的方式选择适合的五输穴。

6.《灵枢》与《难经》皆说，本经病时，取本经五输穴或原穴，再依五输穴的五行生克补泻；他经病时，依十二经脉的五行生克补泻。依此理论，取穴基本不应受时间拘束，高武引李杲的病例已说明此点。

表（1）

	甲	乙	丙	丁	戊	己	庚	辛	壬	癸
	胆	肝	小肠	心	胃	胃	大肠	肺	膀胱	肾
子	前谷		三间 腕骨		阳辅		足三里		**关冲**	
丑		太白		复溜		少海		**曲泽**		行间
寅	陷谷 丘墟		昆仑		小海		**天井**		*至阴*	
卯		经渠		曲泉		**间使**		*少商*		神门
辰	阳溪		阳陵泉		**支沟 阳池**		*商阳*		侠溪	
巳		阴谷		**大陵**		*隐白*		然谷		商丘
午	委中		**中渚**		*厉兑*		通谷		后溪 京骨	

续表

	甲	乙	丙	丁	戊	己	庚	辛	壬	癸
	胆	肝	小肠	心	胃	胃	大肠	肺	膀胱	肾
未		**劳宫**		*少冲*		鱼际		太冲		尺泽
申	**液门**		*少泽*		二间		临泣 合谷		解溪	
酉		*大敦*		大都		太溪		灵道		**中冲**
戌	*窍阴*		内庭		束骨 冲阳		阳谷		曲池	
亥		少府		太渊		中封		阴陵 泉		*涌泉*

（粗标宋体为三焦经穴，斜标宋体加下划线为心包络）

表（1）中仍有无穴可取的时辰，应借助天干相合，依受病邪入侵的脏腑为主，寻找适合的时间与穴位。而且也可以据脏腑五行，依病症虚实而补母泻子。如下表（2）：

表（2）

	甲	己	乙	庚	丙	辛	丁	壬	戊	癸
	胆	脾	肝	大肠	小肠	肺	心	膀胱	胃	肾
子	前谷			足三里	三间 腕骨			**关冲**	阳辅	
丑		少海	太白			**曲泽**	复溜			行间
寅	陷谷 丘墟			**天井**	昆仑			*至阴*	小海	
卯		**间使**	经渠			*少商*	曲泉			神门
辰	阳溪			*商阳*	阳陵 泉			侠溪	**支沟 阳池**	
巳		*隐白*	阴谷			然谷	**大陵**			商丘

续表

	甲	己	乙	庚	丙	辛	丁	壬	戊	癸
	胆	脾	肝	大肠	小肠	肺	心	膀胱	胃	肾
午	委中			通谷	**中渚**			后溪 京骨	*厉兑*	
未		鱼际	**劳宫**			太冲	*少冲*			尺泽
申	**液门**			临泣 合谷	*少泽*			解溪	二间	
酉		太溪	*大敦*			灵道	大都			**中冲**
戌	*窍阴*			阳谷	内庭			曲池	束骨 冲阳	
亥		中封	少府			阴陵泉	太渊			*涌泉*

（粗标宋体为三焦经穴，斜标宋体加下划线为心包络）

第二种样式如表（3）：

表（3）

脏腑	穴位				
胆	窍阴（木）	前谷（火）	陷谷（土） 丘墟（木）	阳溪（金）	委中（水）
肝	大敦（木）	少府（火）	太白（土）	经渠（金）	阴谷（水）
小肠	少泽（火）	内庭（土）	三间（金） 腕骨（火）	昆仑（水）	阳陵泉（木）
心	少冲（火）	大都（土）	太渊（金）	复溜（水）	曲泉（木）
胃	厉兑（土）	二间（金）	束骨（水） 冲阳（土）	阳辅（木）	小海（火）

续表

脏腑	穴　　位				
脾	隐白（土）	鱼际（金）	太溪（水）	中封（木）	少海（火）
大肠	商阳（金）	通谷（水）	临泣（木） 合谷（金）	阳谷（火）	足三里(土)
肺	少商（金）	然谷（水）	太冲（木）	灵道（火）	阴陵泉(土)
膀胱	至阴（水）	侠溪（木）	后溪（火） 京骨（水）	解溪（土）	曲池（金）
肾	涌泉（水）	行间（木）	神门（火）	商丘（土）	尺泽（金）
三焦	关冲（金）	液门（水）	中渚（木） 阳池（金）	支沟（火）	天井（土）
心包	中冲（金）	劳宫（水）	大陵（木）	间使（火）	曲泽（土）

其思考内容及方向如下：

1.回归到〈井荥歌诀六十首〉的内容，从八脉交会穴变成灵龟八法的现象逆向思考，将天干、地支等内容全数删除。

2.各脏腑所属穴位五行不依五输穴之五行，而是据脏腑经络所属五行，此亦为〈井荥歌诀六十首〉所表现出的现象。

3.〈井荥歌诀六十首〉每一经络图表后，皆有一表格叙述该穴位所治病症，可便于依症取穴，这与窦默〈八脉交会穴〉的方式相似。如足少阳胆经：

胆	窍阴为井胆中行，胁痛烦热又颐疼， 喉痹舌干并臂痛，一针难步却须行。
小肠	前谷为荥属小肠，喉痹颔肿嗌咽干， 颈项臂痛汗不出，目生翳膜并除康。

续表

胃	陷谷胃俞节后边，腹痛肠鸣痃疟缠， 面目浮肿汗不出，三分针入得获痊。
胆原	丘墟为胆是为原，胷胁满痛疟安缠， 腋肿髀枢腿酸痛，目生翳膜并除痊。
大肠	阳溪为经表腕边，颠狂喜笑鬼神言， 心烦目赤风头痛，热病心惊针下痊。
膀胱	委中合穴胭文中，腰脊沉沉溺失频， 髀枢痛及膝难屈，取其经血使能平。

4.〈井荥歌诀六十首〉中有一重要观念，即脏腑补泻来自于脏腑五行生克，而非五输穴，五脏病取五脏穴，六腑病取六腑穴。病邪入侵脏腑，先据脏腑五行生克，而后再循穴位。

5.八脉交会穴使用上基本不受时间的约束，而是依症取穴。转变成灵龟八法则增添了不少拘束，使用甚为不便。若返回八脉交会穴，则只须考虑到患者病症，无需考虑干支时间的问题。相对于子午流注法亦如是，若删去诸多拘束，使用上将更为方便。

上述两种模式都只是猜测，也许其中一种更接近原貌？也或者都更远离真相？但我们相信在〈井荥歌诀六十首〉之前，应当有一个没有受到干支时间限制的样貌，或是一部完整贾氏的作品，详细说明过其中缘由。在未得到更多文献的证明前，这两种样式只是依据现有文献的推测。

第八篇　元刊本《子午流注针经》校对

新刊子午流注针经

南唐　何　若愚　撰

建安　窦　桂芳　□[1]

○卷之上

常山阎明广　注

流注指微针赋

流注经络井荥图说

平人气象论经隧周环图

经脉气血揔说

肺脉起於中焦注大肠经络图说

大肠脉注胃经络图说

1　元刊本此处字已损毁，但依据前述章节的讨论，窦桂芳为编辑者，并非编撰或注解者，故当为“编”字。

胃脉注脾经络图说

脾脉注心中注心经络图说

心脉注小肠经络图说

小肠脉注膀胱经络图说[2]

膀胱脉注肾经络图说

肾脉注心包经络图说

心包脉注三焦经络图说

三焦脉注胆经络图说

胆脉注肝经络图说

肝脉注肺中经络图说

○卷之中

手足井荥六十六穴

手足三阴三阳经中井荥腧经合原说

井荥所属

手厥阴经穴图

手太阴经穴图

手少阳三焦经穴图

手少阴真心经穴图

手阳明大肠经穴图

手太阳小肠经穴图

足太阳膀胱经穴图

足少阴肾经穴图

足少阳胆经穴图

2 “心脉注小肠经络图说”与“小肠脉注膀胱经络图说”，元刊本皆有文而无目，故据内文补之。

凡例：

1.本文一律依据元刊本，但若遇有缺漏或文字模糊不清，则以“□”表示，并加注说明。

2.若元刊本文字与各本有异，不改元刊本文字，与各本相异处在注解中说明。

3.有异议处，在注解时用“谨按：”表示己见。

4.所采用校对之明代医书版本如下。

（1）朱棣等编《普济方》。《文渊阁四库全书》子部医书类。以下称《普济方》。

（2）徐凤《针灸大全》。中医古籍整理丛书，人民卫生出版社，1987年4月。以下简称《大全》。

（3）陈言《杨敬斋针灸全书》。万历辛卯仲冬月书林余碧泉刊本。以下简称《全书》。

（4）高武《针灸聚英》。中国中医药出版社，1997年3月。以下简称《聚英》。

（5）杨继洲《针灸大成》。万历辛丑年桂月赵文炳刊本。以下简称《大成》。

5.元刊本《子午流注针经》的内容多来自《内经》与《难经》，故他校所采用书籍如下。

（1）唐代王冰《重广补注黄帝内经素问》。《四部丛刊》正编，据上海涵芬楼影印明顾氏翻宋本影印，民国68年。以下简称《素问》。

（2）宋代史崧校订《黄帝素问灵枢经》。《四部丛刊》正编，据上海涵芬楼影印明顾氏翻宋本影印，民国68年。以下简称《灵枢》。

（3）郭蔼春主编《黄帝内经素问校注》。人民卫生出版社，1992年9月。

（4）河北医学院编《灵枢经校释》。人民卫生出版社，1982年5月。

（5）明代王九思集注《难经集注》。《四部丛刊》正编，

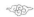

据上海涵芬楼景印佚存丛书本影印，民国68年。

（6）明代王九思集注《难经集注》。柳长华主编《珍本中医古籍精校丛书》，北京科学技术出版社，2016年5月。

流注针经序[3]

窃以久习医业，好读《难》、《素》，辞理精微，妙门隐奥，古今所难而不易也。是以针刺之理，尤为难解，博而寡要，劳而少功，穷而通之，积有万端之广。近世指病直刺，不务法者多矣。近有南唐何公，务法上古，撰《指微论》三卷，探经络之源，顺针刺之理，明荣卫之清浊，别孔穴之部分，然未广传於世。又近於贞元癸酉年间，收何公所作《指微针赋》一道，叙其首云，皆按《指微论》中之妙理，先贤必隐之枢机，复增多事，凡百余门，悉便於讨阅者也，非得《难》、《素》不传之妙，孰能至此哉。广不度荒拙，随其意韵，辄申短说，采摭羣经，为之注解。广今复采《难》、《素》遗文，贾氏《井荥六十首》法，布经络往还，附针刺孔穴部分，钤括图形，集成一义，名曰《流注经络井荥图歌诀》，续於赋后，非显不肖之狂迷，启明何氏之用心，致验於人也。自虑未备其善，更祈明智，仍恳续焉。

常山　阎明广　序

3　元刻本《子午流注针经》无此序文，据《普济方》卷四百九〈流注针经序〉补。

新刊子午流注针经卷之上

南唐　何若愚　撰

常山　阎明广　注

流注指微针赋

以针医诀式流注指微□□[4]

疾居荣卫

荣者，血也；卫者，气也。由肠胃受谷化血气所为也。上焦出气，以温分肉而养筋通腠理；中焦出气，如露上注谿谷而渗孙脉。津液□[5]调，变化而为血。血和则孙脉先满，乃注络脉，皆盈万[6]注於经脉。阴阳以张，因息乃行，行有纪纲，周有道理，与天合同，不□□□□□[7]调之。调设[8]□□□□[9]其疾。疾者，百病□□□□□□[10]之始，皆因风寒、暑湿、饥饱、劳逸而得之。或起於阴，或起於阳，所伤各异，虚实不同。或着孙脉，或着络

4　《普济方》作"为韵"。此十一字，《大全》、《全书》、《聚英》、《大成》皆无。

5　《普济方》作"和"。

6　"万"字，《普济方》作"乃"。

7　《普济方》作"得休止切而"。原文当作"不得休止，切而调之"。

8　"设"字，《普济方》作"摄"。

9　《普济方》作"失度致生"。原文当作"调设失度，致生其疾"。

10　《普济方》作"之揔名也百病"。原文当作"疾者，百病之揔名也。百病之始"。

脉，或着经脉，或着於冲、任脉。或着於肠胃之膜原，邪气浸淫，不可胜论。

扶救者针

救疾之功，调虚实之要，九针最妙，各有所宜。□□□□[11]宜镵针；肉分气满宜员针；脉气虚眇[12]宜鍉针；泻熟出□[13]发泄固疾宜锋针；破痈肿出脓血宜鉼针[14]；调阴阳去暴痹宜员利针；治经络中病痹宜毫针；痹深居骨解腰□[15]膝理之间宜长针；虚风舍於□□□□□□□□□[16]针。[17]

观虚实与[18]肥瘦

经云："虚则补之，实则泻之，不实不虚，以经取之。"[19]

11　《普济方》作"热在头身"。

12　"眇"字，《普济方》作"渺"。

13　《普济方》作"血"。

14　"鉼针"，《普济方》作"鍷针"。谨案：《灵枢·九针十二原》："铍针者，末如剑锋，以取大脓。"故当作"铍针"为是。"铍"、"鉼"、"鍷"三字音近而假。

15　《普济方》作"节"。

16　《普济方》作"节皮膜之间宜大针"。

17　关於九针的描述，最早见於《灵枢·九针十二原》："镵针者，头大末锐，去泻阳气；员针者，针如卵形，揩摩分间，不得伤肌肉，以泻分气；鍉针者，锋如黍粟之锐，主按脉勿陷，以致其气；锋针者，刃三隅以发痼疾；铍针者，末如剑锋，以取大脓；员利针者，大如氂，且员且锐，中身微大，以取暴气；毫针者，尖如蚊虻喙，静以徐往，微以久留之而养，以取痛痹；长针者，锋利身薄，可以取远痹；大针者，尖如梃，其锋微员，以泻机关之水也。"

18　"与"字，《大全》、《全书》、《大成》作"於"。谨案：阎明广注解虚实、肥瘦是分开的两种情况，故当作"与"为是。

19　《素问·厥论》："盛则泻之，虚则补之，不盛不虚，以经取之。"

指虚实不明，投针有失圣人所谓虚虚实实。若明此，则无损不足，益有余之过。观肥瘦者，用针之法，必先观其形之肥瘦，方明针刺之浅深。若以身中分寸[20]，肥与瘦同用，□□[21]深浅不得，返为大贼也。故肥人刺深，瘦人刺浅，以与本藏所属部分齐平为期，所以无过不及之伤也。

辨□□[22]之浅深

四时者，所以分春秋夏冬[23]之气，所以[24]在时调之也。春气在毫毛，夏气在皮肤，秋气在□[25]肉，冬气在筋骨。经云："□□□□[26]，秋冬刺深。"[27]各以其时□[28]则。又□□[29]宜深刺之，瘦人宜浅刺之[30]。

取穴之法[31]，但分阴阳而谿谷

阴者，阴气也；阳者，阳气也。谓阳气起於五指之表，阴气起於五指之里也。肉之大会为谷，肉之小会为谿。分肉之间，谿

20 "寸"字，《普济方》无。

21 《普济方》作"是谓"。

22 《普济方》、《大全》、《全书》、《聚英》、《大成》皆作"四时"。

23 "春秋夏冬"四字，《普济方》作"春夏秋冬"。

24 "以"字，《普济方》无。

25 《普济方》作"分"。

26 《普济方》作"春夏刺浅"。

27 《难经·七十难》："经言春夏刺浅，秋冬刺深者。"

28 《普济方》作"为"。

29 《普济方》作"肥人"。

30 《灵枢·终始》："刺此病者，各以其时为齐。故刺肥人者，以秋冬之齐，刺瘦人者，以春夏之齐。"

31 《大全》、《全书》与《大成》皆作"是见取穴之法"。

谷之会，以行荣卫，以会大气。谿谷[32]三百六□□[33]穴会，亦应一岁。故取穴之法，分其阴阳、表里部分，□□[34]远近，同身寸取之，举臂拱手，直立偃侧，皆取穴法也。逐穴各有所宜。

迎随逆顺[35]，须晓气血而升沉

经云："迎随者，要知荣卫之流行，经脉之往来也，随其经逆顺而取之。"[36]《灵枢》曰："泻者迎之，补者随之。若能知迎知随，令气必和，和气之方，必通阴阳。"[37]升降上下源流[38]：手之三阴，从藏走至手；手之三阳，从手走至头。足之三阳，从头下至足；足之三阴，从足上走至腹。络脉传注，周□□[39]息。故经脉者，行血气，通阴阳，以荣於身者也。本论[40]云："夫欲用迎随之法者，要知经络逆顺浅深之分。"诸阳之经，行於脉外，诸阳之络，行於脉内；诸阴之经，行於脉内，诸阴之络，行於脉外，仍各有所守之分。故知皮毛者，肺之部；肌肉者，

32　"谿谷"，《普济方》作"谿谷有"。

33　《普济方》作"十五"。

34　《普济方》作"谿谷"。

35　"迎随逆顺"，《大全》、《全书》作"迎风逆顺"。

36　《难经·七十难》："所谓迎随者，知荣卫之流行，经脉之往来也。随其逆顺而取之，故曰迎随。"

37　《灵枢·终始》："故写者迎之，补者随之，知迎知随，气可令和，和气之方，必通阴阳。"

38　"源流"，《普济方》作"流源"。

39　《普济方》作"流不"。

40　"本论"，李鼎等人认为是《流注指微论》，即下文所说的"原夫《指微论》中，赜义成赋"中的《指微论》三卷。这是可相信的说法。因为在〈流注指微赋〉中所有"本论云"的内容都查不出还有其他出处。《指微论》流传不广，逐渐亡佚，阎明广注解〈流注指微赋〉时将《指微论》的内容节录于文中保留之。（李鼎等校订《子午流注针经》，页6）

脾之本；筋者，肝之合；骨髓者，肾之属；血脉者，心之分。各刺其部，无过其道，是谓大妙。迎而夺之有分寸，随而济之有浅深。深为太过，能伤诸经；浅为不及，宁去诸邪。是以足太阳之经，刺得其部，迎而六分，随而一分；足太阳之络，迎而七分，随而二分。手太阳之经，迎而七分，随而二分；手太阳之络，迎而九分，随而四分。手阳明之经，迎而九分，随而四分；□□□□□□□□□□□□□□□[41]而三分。足阳明之经，迎而一寸，随而五分；足阳明之络，迎而六分，随而一分。手少阳经，迎而六分，随而一分；手少阳络，迎而七分，随而二分。足少阳经，迎而八分，随而三分；足少阳络，迎而一寸，随而五分。手太阴经，迎而九分，随而四分；手太阴络也，迎而七分，随而二分。足太阴□[42]，迎而一寸，随而五分；足太阴络，迎而八分，随而三分。手少阴经，迎而七分，随而二分；手少阴络，迎而六分，随而一分。足少阴经，迎而六分，随而一分；足少阴络，迎而一寸，随而五分。手厥阴经，迎而□[43]分，随而二分；手厥阴络，迎而六分，随而一分。足厥阴经，迎而八分，随而三分；足厥阴络，迎而九分，随而四分。斯皆经络相合，补生泻成，不过一寸。针入贵速，既入徐进；针出贵缓，急则多伤。明须慎之，勿为殆事。男子左泻右补，女子右泻左补。转针迎随补泻之道，明於此矣。

原夫《指微论》中，赜义成赋

《指微论》三卷，亦是何公所作。探经络之赜，原针刺之

41　《普济方》作“手阳明之络迎而八分随”。原文当作：“手阳明之络，迎而八分，随而三分。”

42　《普济方》作“经”。

43　《普济方》作“七”。

理，明荣卫之清浊，别孔穴之部分，然未广传於世内[44]。自取义以成此赋。

知本时之气开，说经络之流注

本论云："流者，行也；注者，住也。"流谓□[45]血之行□[46]也，一呼脉行三寸，一吸脉行三寸，呼吸定息脉行六寸，如流水走蚁，涓涓不息，不可暂[47]止。又云："流而为荣卫，彰而为颜色，发而为音声。速则生热，迟则生寒，结而为瘤□[48]，陷而为痈疽。[49]"故知流者不可止，若人悮中，则有颠倒昏闷之□□□[50]注者住也，谓□□□[51]络各至本时，皆有虚实邪正之气，注於所括之□[52]。所谓得时谓之开，失时谓之阖。气开当补泻，气闭□[53]针刺。圣人深虑此者，恐人劳而无功，岂可昧气开流□[54]之道哉。其气开注穴之法，七韵中说多[55]。

44　"然未广传於世内"，《普济方》作"未广传於世间内"。

45　《普济方》作"气"。

46　"行□"，《普济方》作"流行"。

47　"暂"，《普济方》作"蹔"。谨案："暂"、"蹔"二字互通。《玉篇·足部》："蹔，与暂同。"又〈足部〉："暂，或作蹔。"《正字通·足部》："蹔，俗暂字。《说文》有暂无蹔。"

48　《普济方》作"赘"。

49　"而为"，《普济方》作"则为"，即"结则为瘤赘，陷则为痈疽。"

50　《普济方》作"疾又云"。原文当作"则有颠倒昏闷之疾。又云：注者，住也"。

51　《普济方》作"十二经"。

52　"括"字，《普济方》作"活"，即"注於所活之穴"。

53　《普济方》作"忌"。

54　《普济方》作"注"。

55　"说多"，《普济方》作"说矣"。"七韵"概指卷下〈井荥歌诀六十首〉，内容多为七言谐韵。

每披文而条其法，篇□□□□寻[56]；覆经[57]而察其言，字字之□□谕[58]，疑隐[59]皆知，虚实揔附

夫披文覆经者，学之不□[60]也。既穷其理，赜其义，知其根，得其原，以见圣人之心乎？观何公作流注之赋，玄辞妙话。可谓达理，不得以为自縻也。[61]

移疼住痛[62]，如有神，针下获安

得其针刺之要，移疼住痛，获效如神。[63]

暴疾沉痾至危笃，刺之勿悮

沉痾久病，虚弱之人，忽暴感疾於荣卫，传於藏府，其病必危笃而沉重也。明上是时，深虑损益，慎勿轻忽，自侍[64]聪俊[65]，当须察其何经所苦，补泻针刺去之，勿悮也。

56 《普济方》作“篇之谮审”。“审寻”，《大全》、《全书》作“审存”，《聚英》、《大成》作“旨审寻”。

57 “覆经”，《聚英》作“覆按经”，《大成》作“复按经”。

58 《普济方》作“字字之义明谕”。《大全》、《全书》、《聚英》、《大成》作“字字之功明谕”。

59 “疑隐”，《普济方》作“其隐”。

60 《普济方》作“精”。

61 谨案：《普济方》下有“针下获安，得其针刺之要法，移疼住痛，获効真如神矣。”等二十一字。此二十一字是将下一段的原文、注解误作该段的注解。

62 《大全》、《全书》作“移痛住疼”。

63 谨案：自“每披文而条其法”与“移疼住痛”两段，《普济方》皆将原文与注解移作“知本时之气开，说经络之流注”段之注解。

64 “侍”字，《普济方》作“恃”。

65 “聪俊”，《普济方》作“聪明”。

详夫阴日血引，值阳气流[66]

贾氏云：阳日气先脉外，血后脉内；阴日血先脉外，气后脉内。交贯而行於五藏五府之中，各注井荥俞经合五穴，共五十穴。唯三焦受十经血气，次传包络，又各注五穴，通前十二经，共六十穴，才合得《十六难》内六十首也。□[67]人言：三部九候，各有头首也。及《素问》言六十首，今世不传。既言不传，其文不载六十首字也，故圣人留此六十首法，故令后人穿凿也。餘[68]有所过为原六穴，即便是阴阳二气出入门户也。则阳脉出行二十五度，阴脉入行二十五度，则皆会此[69]六穴中出入也。其五藏五府收血化精合处，便是逐经原气也。其余精者助其三焦，受十经精气，则以[70]养心包络，始十二经血气遍行也。如一经精气不足，则便成病也。既然有病，即不依此行度也。至令诸经失时，又更引□□[71]遍行，所流到处，即各见本经脉候，或大或小，或浮或沉。病人或寒或热，或轻或重，所治之取耳[72]。

口温针暖[73]

凡下针，先须口内温针令暖，不惟滑利而少痛，亦借己之[74]和气，与患人[75]荣卫无寒暖之争，便得相从。若不先温针暖，与

66　“流”，《聚英》、《大成》作“留”。

67　《普济方》作“越”。

68　“餘”，《普济方》作“余”。

69　“此”，《普济方》作“於”。

70　“以”，《普济方》作“次”。

71　《普济方》作“毒气”。

72　“所治之取耳”，《普济方》作“因症取之耳”。

73　《聚英》、《大成》无“暖”字，且与“阳日气引，逢阴血暖”两句互倒，作“口温针，阳日气引，逢阴血暖，牢濡深求”。

74　《普济方》无“之”字。

75　《普济方》无“人”字。

血气相逆，寒温交争，而成疮者多矣。

牢濡深求[76]

经云："实之与虚□□[77]濡之意，气来实牢者为得，濡虚者□[78]失。"[79]凡欲行其补□[80]，即详五□[81]之脉及所刺穴中，如气□实□者可□之，□濡者可□之也[82]。

□[83]经十二作数，络脉十五为周[84]

□[85]足各有三阴三阳之脉，合为十二经脉，每一经各有□[86]络脉。餘有阳蹻之络、阴蹻之络、脾之大络，合为十五络脉。周者，谓十二经十五络二十七气，周流於身者也。

阴俞六十藏主

藏为五藏：肝、心、脾、肺、肾并心包之脉，合之有六，

76 "牢濡深求"，《聚英》、《大成》皆作"牢寒濡深求"。

77 《普济方》作"者浑"。原文当作"实之与虚者，浑濡之意"。

78 《普济方》作"为"。

79 《灵枢·九针十二原》："言实与虚，若有若无。察后与先。若存若亡。为虚与实，若得若失。"《难经·七十九难》："所谓实之与虚者，牢濡之意也，气来实牢者为得，濡虚者为失，故曰若得若失也。"

80 《普济方》作"泻"。

81 《普济方》作"藏"。

82 《普济方》作"如气来实牢者可泻之，虚濡者可补之也。"

83 《普济方》、《大全》、《全书》、《聚英》、《大成》皆作"诸"。

84 "周"，《全书》作"周"。

85 《普济方》作"手"。

86 《普济方》作"一"。

并兼四形藏[87]也。俞谓井、荥、经、合，非皆俞也。然井、荥、俞、经、合者：肝之井大敦穴也，荥行间穴也，俞太冲穴也，经中封穴也，合曲泉穴也。心之井者少冲穴也，荥少府穴也，俞神门穴也，经灵道穴也，合少海穴也。脾之井隐白穴也，荥大都穴也，俞太白穴也，经商丘穴也，合阴陵泉穴也。肺之井少商穴也，荥鱼际穴也，俞大渊穴[88]也，经经渠穴也，合尺泽穴也。肾之井涌泉穴也，荥然□□[89]也，俞大豀穴[90]也，经复溜穴也，合阴谷穴也。心包之井□□[91]穴也，荥劳宫穴也，俞大陵穴也，经间使穴也，合曲泽穴也。五藏之俞各有五，则五五二十五俞，并心包络五俞共三十，以左右见言之，六十俞穴也。

□□七○二府收[92]

□[93]谓六府，非兼九形府也。穴，俞穴也，亦谓井荥俞原经

87 谨案：《素问·六节藏象论》："九野为九藏，故形藏四，神藏五，合为九藏以应之也。"又〈三部九候论〉："故神藏五，形藏四，合为九藏。"王冰注："所谓形藏者，皆如器外张，虚而不居，含藏於物，故云形藏也。所谓形藏四者，一头角，二耳目，三口齿，四胸中也。"又张志聪《黄帝内经素问集注》卷四〈三部九候论篇〉："形藏者，胃与大肠、小肠、膀胱，藏有形之物也。"

88 谨案：即"太渊穴"。《灵枢·本输》："注于太渊，太渊鱼后一寸陷者中也，为俞。"古籍"大"、"太"多相互用。

89 《普济方》作"荥参谷穴也"。谨案：当作"然谷"，《普济方》误。《灵枢·本输》："肾出于涌泉，涌泉者足心也，为井木；溜于然谷。"

90 "大豀穴"，即"太豀穴"。

91 《普济方》作"中冲"。

92 《普济方》、《聚英》、《大成》皆作"阳穴七二腑收"。《大全》、《全书》则作"阳穴七十腑收"。谨案：阎明广注曰："如是六府之俞各有六，则六六三十六俞，以左右脉共言之，则七十有二俞穴也。"故当作"阳穴七十二府收"，五家所书皆不妥。

93 《普济方》作"府"。

□[94]也。肝之府胆，胆之井者窍阴穴也，荥侠谿穴也，俞临泣穴也，原丘墟穴也，经阳辅也[95]，合阳陵泉穴也。心之□[96]小肠，小肠之井者少泽穴也，荥前谷穴也，俞后谿穴□[97]，原腕骨穴也，合小海穴也。脾之府胃，胃之井者厉兑穴也，荥内庭穴也，俞陷谷穴也，原冲阳穴也，经解谿穴也，合三里穴也。肺之府大肠，大肠之井者商阳穴[98]也，荥一[99]间穴也，俞三间穴也，原合谷穴也，经阳谿穴也，合曲池穴也。肾之府膀胱，膀胱之井者至阴穴也，荥通谷穴也，俞束骨穴也，原京骨穴[100]也，经昆□[101]穴也，合委中穴也。心包之府三焦，三焦之井者关冲穴也，荥液门穴也，俞中渚穴也，原阳池穴也，□□□[102]穴也，合天井穴也。如是六府之俞各有六，则六六三十六俞，以左右脉共言之，则七十有二俞穴也。取穴部分，於井荥图备说。

刺阳经者[103]，可卧针而取

卫者属阳，皮毛之分，当卧，针而刺之。□□[104]刺伤阴分，

94 《普济方》作“合”。

95 《普济方》作“经阳辅穴也”。

96 《普济方》作“府”。

97 《普济方》作“也”。

98 “商阳穴”，《普济方》作“高阳穴”。谨案：作商阳穴是。《灵枢·本输》：“大肠上合手阳明，出於商阳，商阳，大指次指之端也，为井金。”

99 “一”，《普济方》作“二”。谨案：《普济方》是。《灵枢·本输》：“溜于本节之前二间为荥。”

100 “京骨穴”，《普济方》作“经骨穴”。谨案：作京骨穴是。《灵枢·本输》：“膀胱出於至阴……京骨，足外侧大骨之下，为原。”

101 《普济方》作“仑”。

102 《普济方》作“经支沟”。

103 《大全》、《全书》皆作“阳刺经者”。

104 《普济方》作“若深”。

伤荣气也。

夺血络者，先俾指而柔

夺血络者，取荣气也。荣气者，经隧也。《灵枢》曰："经隧者，五□[105]六府之大络也。"[106]故言血络。凡刺之者，先以左手捻按□□[107]之穴，候指下气散，方可下针，取荣家之气，不能损□[108]气也。经云："刺荣无伤卫，刺卫无伤荣也。"[109]

□□□而吸作补[110]

泻者迎之，补者随之，有餘则泻，不足则补。泻者，吸则内针，无令气忤[111]，净[112]以久留，无令刹[113]布，后呼尽乃去，大气皆出，呼名曰泻。补者，扪而循之，刧而散之[114]，推而按之，弹而

105　《普济方》作"藏"。

106　《灵枢·玉版》："人之所受气者，谷也。谷之所注者，胃也。胃者，水谷气血之海也。海之所行云气者，天下也。胃之所出气血者，经隧也。而隧者，五藏六府之大络也，迎而夺之而已矣。"

107　《普济方》作"所刺"。

108　《普济方》作"卫"。

109　《难经·七十一难》："刺荣无伤卫，刺卫无伤荣。"

110　《普济方》、《大全》、《全书》皆作"呼为迎而吸作补"。《聚英》、《大成》则作"呼则泻而吸则补"。且又上下句互倒作"逆为迎而顺为随，呼则泻而吸则补。"

111　"忤"，《普济方》作"淩"。

112　"净"，《普济方》作"静"。

113　"刹"，《普济方》作"斜"。

114　"刧而散之"，《普济方》作"切而散之"。

劳之[115]，抓[116]而下之，外引其门，以闭其神，呼尽内针，净[117]以久留，以气至为，故候吸引针，气不得出，各在其处，推阖其门，令神气存，大气留止，故命曰补。善治者，察其所痛，以知病有余不足，当补则补，当泻□□[118]，无逆天时，是谓至治之妙。

逆为鬼而从何忧[119]

逆者，谓当刺之日，与病五行相刑[120]，递为鬼贼，而□[121]顺也。从者，五藏之气，与日相和，而不相侵凌也。凡刺之理，当择吉日，与本病之藏府各无侵凌□□[122]，下针顺从而何忧哉。

淹疾延患，着灸之由

若病有久淹，因寒而□[123]，或□[124]证多寒，或是风寒湿痹脚气之病，或是上实下□[125]，厥逆之疾。男子劳伤，妇人血气□□[126]，并可用灸。亦有不可灸者，近髓之穴，阳证之病，不□□[127]也。

---

115 “劳之”，《普济方》作“努之”。

116 “抓”，《普济方》作“抓”。《玉篇·手部》：“抓，古华切。引也、击也。”

117 “净”，《普济方》作“静”。

118 《普济方》作“则泻”。

119 《聚英》、《大成》后尚有“浅恙新痾，用针之因”两句。

120 “刑”，《普济方》作“形”。

121 《普济方》作“不”。

122 《普济方》作“刑制”。

123 《普济方》作“得”。

124 《普济方》作“阴”。

125 《普济方》作“虚”。

126 《普济方》作“之属”。

127 《普济方》作“可灸”。

□□□□[128]而难拯[129]，必取□[130]会

□□□[131]盛在於内者，宜取八会之气穴也。谓府会太仓□□[132]穴，藏会季胁章门穴，筋会阳陵泉穴，髓会绝骨穴，血会膈俞穴，骨会大杼穴，脉会太渊穴，气会三焦膻中穴，此是八会穴也。

痈[133]肿奇经而畜邪，纤猷砭瘳

经云：病人脉□[134]，盛入於八脉，而不环周十二经，亦不能拘之，其受邪气蓄积肿热，宜砭刺出血。古者以砭石为针，《山海经》曰高氏之山，有石如玉[135]，可以为针，即砭石也。今人以铍针代之也。

况乎甲胆乙肝，丁心壬水

甲胆乙肝者，谓五藏五府，拘之十干，阳干主府，阴干主藏。故《天元册》又曰："胆甲肝乙，小肠丙心丁，胃戊脾己，大肠庚肺辛，膀胱壬肾癸。"五藏五府，收血化精合处，便是三焦、包络二经九气[136]也，合为十二经遍行也。贾氏各分头首，十日一终，运行十干，皆以□[137]子元建日时为头也。

128　《普济方》、《大全》、《聚英》、《大成》皆作"躁烦药饵"，《全书》作"燥烦药饵"。

129　"难拯"，《大全》作"难极"，《全书》作"求难拯"。

130　《普济方》、《大全》、《全书》、《聚英》、《大成》皆作"八"。

131　《普济方》作"躁烦热"。

132　《普济方》作"中腕"。

133　"痈"，《全书》作"壅"。

134　《普济方》作"降"。

135　《山海经·东山经》："又南四百里，曰高氏之山，其上多玉，其下多箴石。"

136　"九气"，《普济方》作"元气"。

137　《普济方》作"五"。

生我者号母，我生者名子

夫五行者，在人为五藏，注穴为□[138]荥俞经合。相合为夫妻，我克者为七□[139]，克我者为鬼□[140]。我生者为子，生我者□[141]母也。

□□□□[142]乃邪在，秋经冬合乃[143]刺矣

此言逐四时取井荥之法也。假令春木旺刺井，夏火旺刺荥，季夏土旺刺俞，秋金旺刺经，各来[144]旺刺合。四时刺法，依此推之，以写[145]逐时所胜之邪毒者也。圣人所谓因其时而取之，以写邪气出也。

犯禁忌而病复

禁忌者，非维人神所在也。谓大饥大渴，大寒大热，大饱大醉，大虚大竭，大劳大困，皆为针家之禁忌。若虚实不分，浅深不及，犯触人神，颠倒四时，其病愈而必复，切须诫之！诫之！

---

138 《普济方》作“井”。

139 《普济方》作“传”。

140 《普济方》作“贼”。

141 《普济方》作“为”。

142 《普济方》《大全》、《全书》、《聚英》、《大成》皆作“春井夏荥”。

143 “乃”，《聚英》、《大成》皆作“方”。

144 “各来”，《普济方》作“冬水”。谨案：《普济方》是。《难经·七十四难》：“春刺井，夏刺荥，季夏刺俞，秋刺经，冬刺合。”冬为北方，北方属水，故称冬水。与“春木”、“夏火”、“季夏土”、“秋金”相呼应。

145 “写”，《普济方》作“泻”。谨案：古文作“补写”，今作“补泻”，《说文·宀部》：“写，置物也。”段注：“俗作泻者，写之俗字。”下皆如此，不另注解。

用日衰而难已

本论云：病於当日之下，灸五行之刑制者，其病□而□[146]愈也。谓心病遇庚日，肝病遇辛日，脾病遇乙日，肺病遇丁日，肾病遇己日，小肠病遇壬日，大肠病遇丙日，胃逢[147]甲日，胆遇庚日，膀胱遇戊日。斯皆本义正气，遇日下受制而气衰，刺病难愈故也。

孙络在於肉分，血行出於支里

孙络，小络也，谓络之支别也。行於分肉之间，有血留止，刺而去之，无问脉之所会。

闷□针运[148]，经虚补络须然

本论云：若学人深明气血往来，取文[149]部分不差，补写得宜，必无针运昏倒之疾。或悤忙之际，畏刺之人多□□[150]伤，壮者气行自己，怯者当速救疗。假令针肝经，感气运以补肝经合曲泉穴之络。假令针肝络，血运以补本经曲泉穴之经。针入复苏，効如起死，他皆仿此。

疼实痒虚[151]，写子随母要指

病之虚实者，痒则为虚，痛者为实。刺法云："虚则补其

146　《普济方》作"刺而难"。

147　"逢"，《普济方》作"遇"。

148　《普济方》、《聚英》皆作"闷昏针运"。《大全》、《全书》、《大成》则皆作"闷昏针晕"。

149　"文"，《普济方》作"穴"。谨案：《普济方》是。

150　《普济方》作"针此"。

151　"疼"，《大全》、《全书》、《大成》皆作"痛"。"痒"，《聚英》作"善"。

母，实则写其子。”[152]假令肝藏实，写肝之荥行间穴，属火是子；肝藏虚，补肝之合曲泉穴，属水是母。凡刺只取木经井荥俞经合，五行子母补写，此乃大要也。

想夫先贤迅効，无出於针：今人愈疾，岂离於医[153]

古之治疾，特论针石。《素问》先论刺，后论脉；《难经》□[154]论脉，后论刺。刺之与脉，不可偏废。昔之越人起死，华他[155]愈躄，非有神哉，皆此法也。离圣久远，后□□[156]精，所以针之玄妙，罕闻於世。今时有疾，多求医命药，用针者寡矣。

徐文伯写孕於苑内，斯由甚速

昔宋太子性善医书，出苑见一有孕妇人，太子自为诊之，是一女。令徐文伯亦诊之，乃一男一女。太子性急，欲剖腹视之。文伯曰：“自请针之令落。”於是写足三阴交，补手阳明合谷，胎应针而落，果如文伯之言也。

□□[157]思疗咽於江夏，闻见言希

传曰：嘉佑中，有太傅□[158]公，守住於江夏，因母之暴患，

152 《难经·六十九难》：“虚者补其母，实者泻其子，当先补之，然后泻之。不实不虚，以经取之者，是正经自生病，不中他邪也，当自取其经，故言以经取之。”

153 “岂离於医”，《普济方》作“岂离於明医”。《大全》、《全书》作“岂离於医”。《聚英》、《大成》作“岂难於医”。

154 《普济方》作“先”。

155 “他”，《普济方》作“佗”。谨案：作“华佗”是。

156 《普济方》作“学难”。

157 《普济方》、《大全》、《全书》、《聚英》、《大成》皆作“范九”。明代徐春甫《古今医统大全》卷一〈历世圣贤名医姓氏〉载有范九思事迹。

158 《普济方》作“程”。

咽中有瘖[159]，卒然而长，寒气不通，命医者止可用药治之，勿施针以损之。医曰："咽中气尚[160]不通，岂能用药？药既下之，岂能卒効？"故众医不敢措治。寻有医博范九思云："有药，须用未使新笔点之，瘖疽即便差。"公遂取新笔与之，九思乃以点药上瘖。药到则有紫血顿出，渐气通而差。公曰："此达神圣之妙矣。"公命九思饮，而求其方。九思大笑曰："其患是热毒结於喉中塞之，气□□[161]通，病以危甚。公坚执只可用药，不可用针。若从公意，则必误命，若不从公意，固不能施治。九思当日曾以小针藏於笔□□[162]，妄以点药，乃针开其瘖而効也。若非如此，何如紫□[163]顿下也。"公方省而叹曰："针有刬病之功，验於今日。"古人云：为将不察士卒之能否，则不能决胜；为医不察药性之主治，则不能便差。又将无卒谋远虑，则无必胜，医无卒机远见，治无必効也。

大抵古今遗迹，后世皆□[164]

昔圣人[165]留轨范，使后人仿学，不可独强也。况於针术隐其[166]难究，妙门出乎其类者。今之世[167]谁能之，故圣人云：不可不遵先圣遗文也。

159　"瘖"字，《普济方》皆作"痈"，以下皆同。
160　"尚"，《普济方》作"上"。
161　《普济方》作"不宣"。
162　《普济方》作"头中"。
163　《普济方》作"血"。
164　《普济方》、《大全》、《全书》、《聚英》、《大成》皆作"师"。
165　"圣人"，《普济方》作"古"。
166　"隐其"，《普济方》作"隐奥"。
167　"今之世"，《普济方》作"今知是"。

王纂针魅而立康，獭从被出

传曰：王纂少[168]习医方，尤精针石，远近知名。嘉佑中，县人张方文日暮宿於广陵庙中[169]，下在[170]一物，假作其□因被魅惑而病[171]。纂为[172]治之，一针，有一祟从女被中走出，而病愈矣。

秋夫疗鬼而馘[173]效，魂免伤悲

昔宋徐熙，字秋夫，善医方。为射阳令[174]，常闻鬼神吟呻甚凄苦。秋夫曰："汝是鬼，何须知此？"答曰："我患腰病，死虽为鬼，痛苦尚不可忍。闻君善医，愿相救济。"秋夫曰："吾闻鬼无形，何由措置？"鬼云："缚草作人，子依之[175]，但取孔穴针之。"秋夫如其言，为针腰俞二穴，肩井二穴，设祭而□□□□□[176]一人来，谢曰："蒙君医疗，复为设祭，病今已愈，感惠实深。"忽然不见。公曰："夫鬼为阴物，病由告医，医既愈矣，尚能感徽，况於人乎？"鬼姓斛，名斯。

---

168 "少"，《普济方》作"小"。

169 "县人张方文日暮宿於广陵庙中"一句，《普济方》作"县人张方女，因暮宿广陵庙中"。

170 "在"，《普济方》作"有"。

171 "假作其□因被魅惑而病"一句，《普济方》作"假作其壻，因被魅惑而病"。

172 "为"，《普济方》作"乃"。

173 "馘"，《聚英》、《大成》皆作"获"。谨案：《龙龛手鉴·首部》："馘，又获也。"

174 "为射阳令"，《普济方》作"方为丹阳令"。

175 "子依之"一句，《普济方》作"予依入之"。

176 《普济方》作"埋之明日见"。此段当作"设祭而埋之。明日，见一人来。"

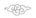

既[177]而感指幽微，用针直诀[178]

此皆《指微论》中，用针幽微之直诀也。

窍齐[179]於筋骨，皮肉[180]刺要

窍者，穴也。齐者，浅深之宜也。经曰："刺皮无伤骨，刺骨无伤髓。"[181]病有浮沉，刺有浅深，各至其理，无过其道。过则伤，不及则生外壅。壅则邪从之，浅深不得，反为大贼，内动五藏，故生大病。

痛察於久新[182]，府藏寒热[183]

痛者，病也。夫人病有久新，藏病府病[184]，寒热虚实，宜细详，审调设。针形短长锋类不等，穷其补写，各随病所宜用之。

接气通经，短长依法

本论云："夫欲取偏枯、久患、荣卫诸疾，多是愈而复作者，由气不接而经不通流。虽有暂时之快，客气胜真，病当未愈

177　"既"，《大全》作"慨"。

178　"用针直诀"，《大全》、《全书》皆作"用针真"；《聚英》、《大成》皆作"用针真诀"。

179　"窍齐"，《聚英》、《大成》作"孔窍详"。

180　"皮肉"，《聚英》作"肉分"。

181　《素问·刺齐论》："黄帝问曰：'愿闻刺浅深之分？'歧伯对曰：'刺骨者无伤筋，刺筋者无伤肉，刺肉者无伤脉，刺脉者无伤皮，刺皮者无伤肉，刺肉者无伤筋，刺筋者无伤骨。'"

182　"痛察於久新"，《聚英》、《大成》皆作"察於久新"。

183　"府藏"，《大全》、《全书》作"脏腑"，《大成》无"府藏"二字，作"察於久新寒热"。

184　"藏病府病"，《普济方》作"藏府病"。

也，当此乃上接而下引。”呼吸多少，经脉长短，各有定数[185]立法。手三阳接，而九呼过经[186]四寸。手三阴[187]接，而七呼过经五寸。足之三阳接，而一十四呼过经四□□□[188]三阴接，而一十二呼过经五寸。重者倍之，吸亦同数，此接气通经，呼吸长短之法也。

里外之绝，羸盈必别

夫五藏里外者，谓心肺在鬲[189]上，通於天气也。心主於脉，肺主於气。外华荣於皮肤，故言外也。肾肝在下，通於地气，以藏精血，实於骨髓。心肺外绝，则皮聚毛落；肾肝内绝，则骨痿筋缓。其时学者，不能别里外虚实，致使针药悮[190]投。所以实实虚虚，损不足益有余，如此死者，医杀之耳。

勿刺大劳，使人气乱而神藻[191]

《禁刺论》曰：“无刺大劳。”[192]人劳则喘息、汗出，里外皆越。故气耗乱[193]，神藻散也。

185　“定数”，《普济方》作“数定”。

186　“过经”，《普济方》作“经过”。谨案：此《普济方》误。下言手三阴、足三阳、足三阴皆是作“过经”，而不作“经过”。

187　“手三阴”，《普济方》作“手三阳”。谨案：此《普济方》误。元刻本《子午流注针经》与《普济方》前文皆作“手三阳”，此再作“手三阳”已重复。

188　《普济方》作“寸足之”。原文当作“过经四寸。足之三阴接”。

189　“鬲”，《普济方》作“膈”。

190　“悮”，《普济方》作“误”。

191　“藻”，《大全》作“堕”，《聚英》作“补藻”。

192　《素问·刺禁论》：“无刺大劳人，无刺新饱人，无刺大饥人，无刺大渴人，无刺大惊人。”

193　“乱”，《普济方》作“亂”。

慎妄呼吸，防他针昏而闭血

呼吸者，使阴阳气行流上下，经历五藏六府。若针刺妄行，呼吸阴阳交错，则针昏闭血，气不行也。

又以常寻古义，由有藏机。遇高贤真趣，则超然得悟。逢达人示教，则表我扶危

先贤之书，文理幽深[194]，隐义难穷。或字中隐义，或假令一隅，妙要难穷。遇高达之士，方得其趣，便可穿凿。

男女气脉行，分时合度

本论云：夫男女老幼，气候不同。春夏秋冬，寒暑各异。春气生而脉气缓，夏暑热而脉行速[195]，秋气燥而脉行急，冬气寒而脉凝濇。小儿之脉应春，壮年之脉应夏，四十已上如秋，六十已后如冬。其病有寒热，脉有迟速，一一条详，不可一槩与天同度矣。《难经》云："一呼脉行三寸，一吸脉行三寸者。"[196]平人脉法也。微抱病之人，皆失天之度、地之纪、脉之用，不可与平人脉相合也。其诊取法，当以一息五至为与天同度。不及应春，不及应冬；太过应秋，太过应夏。应春冬者，宜留针，待气至；应秋夏者，呼吸数毕，便宜去针，此之谓也。

194　"幽深"，《普济方》作"之深"。

195　"速"，《普济方》作"远"。

196　《难经·一难》："人一呼脉行三寸，一吸脉行三寸，呼吸定息，脉行六寸。"

□□[197]时克注穴，穴须依[198]

养子时克注穴者，谓逐时於旺[199]气注藏府井荥之法也。每一时辰相生养子五度，各注井荥俞经合五穴。昼夜十二时，气血行过六十俞穴也。每一穴血气分得一刻六十分六厘六毫六丝六忽六眇[200]，此是一穴之数也。六十穴共成百刻，要求日下井荥，用五子元建日时取之。假令甲日甲戌时，胆统气，初出窍阴穴为井木，流至小阳[201]为荥火气过前谷穴，注至胃为俞土气过陷谷穴，并[202]过本原丘墟穴。但是六府各有一[203]原穴，则不系属井荥相生之法。既但[204]阴阳二气[205]出入门户也。行之大肠为经合[206]气过阳谿穴，所入膀胱为合水气入委中穴终。此是甲戌时木火土金水相生，五度一时辰，流注五穴毕也。他自仿[207]此。

今详定疗[208]病之仪[209]，神针法式，广搜《难》、《素》之秘密文

197　《普济方》作“养子”，《大全》作“养时刻注穴”，《全书》、《聚英》、《大成》皆作“养子时刻注穴”。

198　“穴须依”，《大全》、《全书》、《聚英》皆作“穴须依今”，《大成》作“须依今”。

199　《普济方》无“於旺”二字。

200　“眇”，《普济方》作“杪”。

201　“小阳”，《普济方》作“小肠”。

202　《普济方》作“又并”。

203　《普济方》无“一”字。

204　“但”，《普济方》作“是”。

205　“气”，《普济方》作“穴”。

206　“合”，《普济方》作“金”。

207　“自仿”，《普济方》作“皆放”。

208　“疗”，《大全》、《全书》皆作“疾”。

209　“仪”，《聚英》作“宜”。

辞[210]，深考[211]诸家之肘函[212]妙臆，故称泸江流注之指微，以为后学之规则[213]。

流注指微赋终

流注经络井荥图说[214]

夫流注者，为刺法之深源，作针术之大要，是故流者，行也[215]；注者，住也[216]。盖流者要知经脉之行流也，注者[217]谓十二经脉各至本时，皆有虚实邪正之气，注於所括之穴也。夫得时谓之开，失时谓之阖。夫开者针之必除其病，阖者刺之难愈其疾，可不明兹二者？况乎经气内干[218]五藏，外应支[219]节，针刺之道，经络为始。若识经脉，则知[220]行气部分，脉之短长，血气多少，行之逆顺，祛逐有过，补虚泻实，则万举万痊[221]。若夫经脉之源而不知，邪气所在而不辨，往往病在阳明反攻少阴，疾在厥阴却和太阳，遂致贼邪未除，本气受弊。以此推之，经脉之理不可不通也。昔圣人

210　“文辞”，《普济方》作“文深”。

211　“深考”，《普济方》作“辞考”。

212　“肘函”，《普济方》作“时亟”。

213　“规则”，《聚英》、《大成》皆作“模规”。

214　元刻本目录作“流注经络井荥图说”，但内文则缺“说”字，今依目录补上。

215　“流者行也”，《普济方》作“流者往也”。

216　《普济方》无“注者住也”一句。

217　《普济方》无“注者”二字。

218　“干”，《普济方》作“於”。

219　“支”，《普济方》作“之”。

220　“知”，《普济方》作“诸”。

221　“痊”，《普济方》作“痊”。

深虑此者，恐后人劳而少功也。广因闲暇之际，爰取前经，以披[222]旧典，缘柯[223]摘叶，採摭精华[224]，以明流注之幽微，庶免讨寻之倦怠，不揆荒拙，列图於后。凡我同声之[225]者，见其[226]违阙，改而正之，庶行之久远而无弊焉，不亦宜乎？

平人气象论经隧周环图[227]

经脉一周於身内，长一十六丈二尺。人一呼脉行三寸，一吸

222 “披”，《普济方》作“按”。

223 “缘柯”，《普济方》作“遂为”。

224 “华”，《普济方》作“萃”。

225 《普济方》无“之”字。

226 《普济方》无“其”字。

227 谨案：此图撷取自《普济方》，与元刊本图有两处差异。第一，《普济方》图中文字为“水一二刻，脉周身一度，脉行五十度，漏水一百刻。”李鼎等则作“自平旦起，脉内环一周，脉行五十度，漏水下一百刻。”（李鼎等校订《子午流注针经》，页26）据《灵枢·五十营》：“漏水下百刻，以分昼夜。”又〈卫气行〉：“是故一日一夜，水下百刻，二十五刻者，半日之度也。”《难经·一难》：“人一呼脉行三寸，一吸脉行三寸，呼吸定息，脉行六寸。人一日一夜，凡一万三千五百息，脉行五十度，周於身。漏水下百刻，荣卫行阳二十五度，行阴亦二十五度，为一周也，故五十度复会於手太阴。”故一昼一夜水下百刻，脉行五十度，周环全身。《普济方》“水一二刻”显然有误，李鼎等校订“自平旦起”可信。第二，《普济方》原图十二经脉行走路径也与元刊本《子午流注针经》有差异。《普济方》原图十二经脉行走路径为：手太阴→手阳明→足阳明→足太阴→手少阴→“手太阴”→“足太阴”→“足厥阴”→“手少阳”→手少阳→足少阳→足厥阴。差异处凡四处，加引号标出。对比十二经脉走向，《普济方》此四处是错误的。

脉行三寸，呼吸定息，脉行六寸，计三百七十定息[228]，气可环周。然尽五十荣卫，以一万三千五百息[229]，则气脉都行八百一十丈。如是则应天常度，脉气无不及太过，气象平调，故曰平人也。

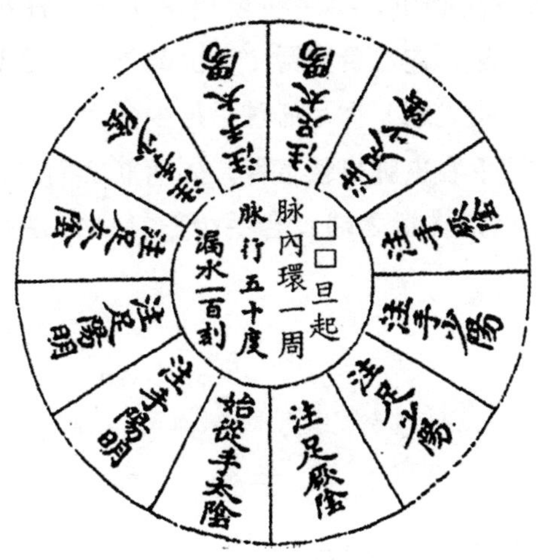
□□旦起
脉内環一周
脉行五十度
漏水一百刻
始從手太陰
注手陽明
注足陽明
注足太陰
注手少陰
注手太陽
注足太陽
注足少陰
注手厥陰
注手少陽
注足少陽
注足厥陰

经脉气血总说

凡刺之理，经脉为始。经脉者，所以能决死□[230]，处百病，调虚实，不可不通也。

夫经气者，内干五藏，而外络支节。其浮气不循经者为卫

228　“三百七十定息”，《普济方》作“二百七十定息”。谨案：《普济方》为是。一十六丈二尺换算成一千六百二十寸，一呼一吸为定息，脉行六寸。故行走完一千六百二十寸为二百七十定息。

229　“一万三千五百息”，《普济方》作“万一三千五百息”。谨案：作“一万三千五百息”是。

230　《普济方》作“生”。

气，精[231]专行於经阳[232]者为荣气。阴阳相[233]随，外内相贯[234]，如环之无端，常以[235]平旦为纪。其脉始从中焦手太阴出，注於手阳明，上行注足阳明，下行至胕[236]上，注大指间，与足太阴合。上行抵脾，从脾注心中，循手少阴出腋下臂，注小指，合手太阳。上行乘腋出䪼，内注目内眦[237]，上巅下项，合足太阳。循脊下尻，下行注小指之端，循足心注[238]足少阴。上行注肾，注心，外散於胷中，循手心主脉出腋下臂，入两筋之间，入掌中，出中指之端，还注小指次指之端，合手少阳。上行注膻中，散於三

231　《普济方》后有“血”字，作“精血”。

232　“经阳”，《普济方》作“经隧”。

233　《普济方》无“相”字。

234　“外内相贯”，《普济方》作“内外相实”。

235　“常以”，《普济方》作“以常”。

236　“胕”，《普济方》作“肘”。谨案：足阳明走向，据《灵枢·经脉》：“足阳明之脉，起於鼻之交頞中，旁纳太阳之脉，下循鼻外，入上齿中，还出挟口环唇，下交承浆，却循颐后下廉，出大迎，循颊车，上耳前，过客主人，循发际，至额颅；其支者，从大迎前下人迎，循喉咙，入缺盆，下膈，属胃，络脾；其直者，从缺盆下乳内廉，下挟脐，入气冲中；其支者，起於胃口，下循腹里，下至气冲中而合，以下髀关，抵伏兔，下膝膑中，下循胫外廉，下足跗，入中指内间；其支者，下廉三寸而别下入中指外间；其支者，别跗上，入大指间出其端。”故足阳明走向不曾行于肘部。另，“胕”当作“跗”，指脚背。《集韵·平声·虞韵》：“跗，足也。或作胕。”《玉篇·足部》：“跗，足上也。”下皆如此，不另注解。

237　“内注目内眦”，《普济方》作“内背”。谨案：《普济方》误。

238　《普济方》无“足心注”三字。

焦，从三焦注胆，出胁注足少阳。下行至胕上，复从胕[239]注大指间，合足厥阴。上行至肝，从肝上注肺中，复出於手太阴。此荣气之行也，逆顺之常。荣气之行，常循其经。周身之度一十六丈二尺，一日一夜行八百一十丈，计五十度，周於身。卫气则不循其经焉，昼则行阳，夜行於阴。行阳者[240]行诸经，行阴者[241]行诸藏。凡刺之道，须卫气[242]所在，然后迎随，以明补泻，此之谓也。[243]

239　“下行至胕上，复从胕”，两处“胕”字《普济方》皆作“肘”。谨案：足少阳走向，据《灵枢·经脉》：“足少阳之脉，起於目锐眦，上抵头角下耳后，循颈行手少阳之前，至肩上却交出手少阳之后，入缺盆；其支者，从耳后入耳中，出走耳前，至目锐眦后；其支者，别锐眦，下大迎，合於手少阳，抵於䪼下，加颊车，下颈，合缺盆，以下胸中，贯膈，络肝，属胆，循胁里，出气冲，绕毛际，横入髀厌中；其直者，从缺盆下腋，循胸，过季胁下合髀厌中，以下循髀阳，出膝外廉，下外辅骨之前，直下抵绝骨之端，下出外踝之前，循足跗上，入小趾次趾之间；其支者，别跗上，入大指之间，循大指歧骨内，出其端，还贯爪甲，出三毛。”故足少阳走向不曾行于肘部，作“肘”误，当作“跗”，指脚背。详参上注236。

240　“行阳者”，《普济方》作“行於阳者”。

241　“行阴者”，《普济方》作“行於阴者”。

242　《普济方》无“气”字。

243　《普济方》尚有后文，未见于元刊本《子午流注针经》中。观其内容为《灵枢·逆顺肥瘦》与《难经·二十三难》内容的结合。

经脉气血揔说（此段，元刻本有目而无文）

（1）肺脉起於中焦注大肠经络图说

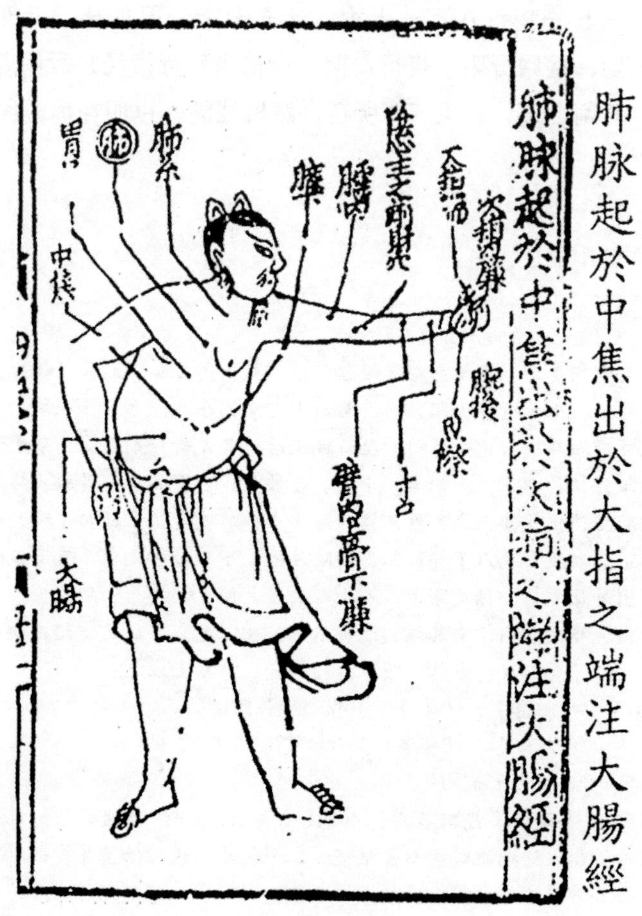

手太阴肺之脉，起於中焦（在胃中脘）[244]，下络大肠，环循胃口（胃口谓贲门），上膈属肺，从肺系横出腋下，下循臑内（女列切，臂肘也），行少阴心主之前，下肘中（尺泽穴也），循臂内上骨下廉（直大指曰上骨，内谓内侧），入寸口（经渠穴也），上鱼，循鱼际（鱼际穴也，自大指本节后内侧），出大指之端（谓出少商穴也）。其支者，从腕[245]后直出次指内廉，出其端。（手太阴少血多气，《难经》云："脉有是动，有所生病。是动者，气也；所生病者，血也。邪在气，气为是动；邪在血，血为所生病。"[246]是动则病肺胀满，□□[247]而喘咳，缺盆中痛，甚则交两手而瞀，是为臂厥。主肺所生病者，咳嗽，上气喘渴，烦心胷满，臑臂内前廉痛，掌中热。气盛有余，则肩背痛风，汗出中风，小便数而欠。气虚则肩背痛，寒，少气不足以息，溺色变，卒遗矢无度。）[248]

244　元刊本原文中各经络图说，为小字双行的注解，为行文方便，改成单行小字另加括号，以方便阅读，以下皆如此。

245　"腕"，《普济方》作"脘"。谨案：《普济方》误，《说文·肉部》："脘，胃府也。"

246　《难经·二十二难》："经言是动者，气也；所生病者，血也。邪在气，气为是动；邪在血，血为所生病。气主呴之，血主濡之。气留而不行者，为气先病也；血壅而不濡者，为血后病也。故先为是动，后所生病也。"

247　《普济方》作"膨膨"。《灵枢·经脉》作"膨胀"。

248　谨案：一、自"是动则病"至"卒遗矢无度"，出自《灵枢·经脉》。《普济方》皆作大字，另加小字注解。二、自"手太阴肺之脉，起於中焦"至"溺色变，卒遗矢无度"，皆出自《灵枢·经脉》。《难经》一段当是注解手太阴少血多气，故"手太阴少血多气"及"是动则病，肺胀满"至"溺色变，卒遗矢无度"不当是注解，而当是原文，且以下各经图说皆为大字本文，故《普济方》所书当为正确。三、去除有目无文的〈胃脉注脾经络图说〉，余十一经脉图说与《灵枢·经脉》的内容仅有数字差异，故图说内容当是来自《灵枢·经脉》，而另加经脉图。

（2）大肠脉注胃经络图说

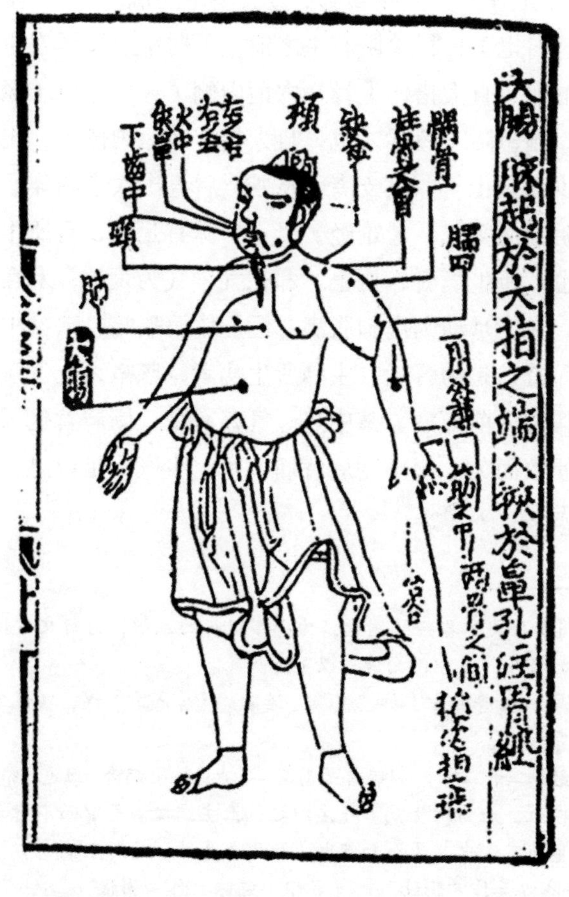

大腸脉起於大指之端入挾於鼻孔注胃經

手阳明大肠之脉，起於大指次指之端内侧[249]（商阳穴也），循指上廉，出合谷两骨之间，上入两筋之中，循臂上廉（循阳谿穴也），入肘外廉（曲池穴也），上循臑外前廉，上肩，出髃骨之前廉（髃骨，谓肩髃之骨，乃肩端也），上出柱骨之会上（柱骨肩井二穴），下入缺盆（缺盆二穴，在肩横骨陷中）络肺，下膈属大肠。其支者，从缺盆直而上颈（颈，头茎也）贯颊，入下齿中，环出侠[250]口，交人中（水沟穴也），左之右，右之左，上挟鼻孔。

手阳明多血多气，是动则病齿痛頔肿[251]，主津[252]所生病者，目黄口干，鼻衄，喉痹，肩前臑痛，大指次指痛不用也。

249　《灵枢·经脉》无“内侧”二字。谨案：《针灸甲乙经》卷二〈十二经脉络脉支别第一〉及《备急千金要方》卷十八〈大肠腑脉论〉皆言大肠手阳明之脉“起於大指次指之端外侧。”

250　“侠”，《普济方》、《灵枢·经脉》皆作“挟”。谨案：“侠”、“挟”古通用，作夹持之意。《正字通·人部》：“侠，与挟通。〈叔孙通传〉：‘殿下郎中侠陛。’师古曰：‘侠与挟同。’”凡经络图说中“侠”字皆如此，不另注解。

251　“頔肿”，《灵枢·经脉》作“颈肿”

252　“主津”，《灵枢·经脉》作“是主津液”。“津”与“液”所指不同，《灵枢·决气》：“腠理发泄，汗出溱溱，是谓津。”又云：“谷入气满，淖泽注於骨，骨属屈伸，泄泽补益脑髓，皮肤润泽，是谓液。”津，分布于肌肤之间以温润肌肤；液，分布体内并濡养关节、脑髓、孔窍。下文手太阳小肠之脉“主液所生病者”，《脉经》卷六〈小肠手太阳经病证第四〉：“是主液所生病者。”故当作“主津”或“是主津”为是。

（3）胃脉注脾经络图说[253]

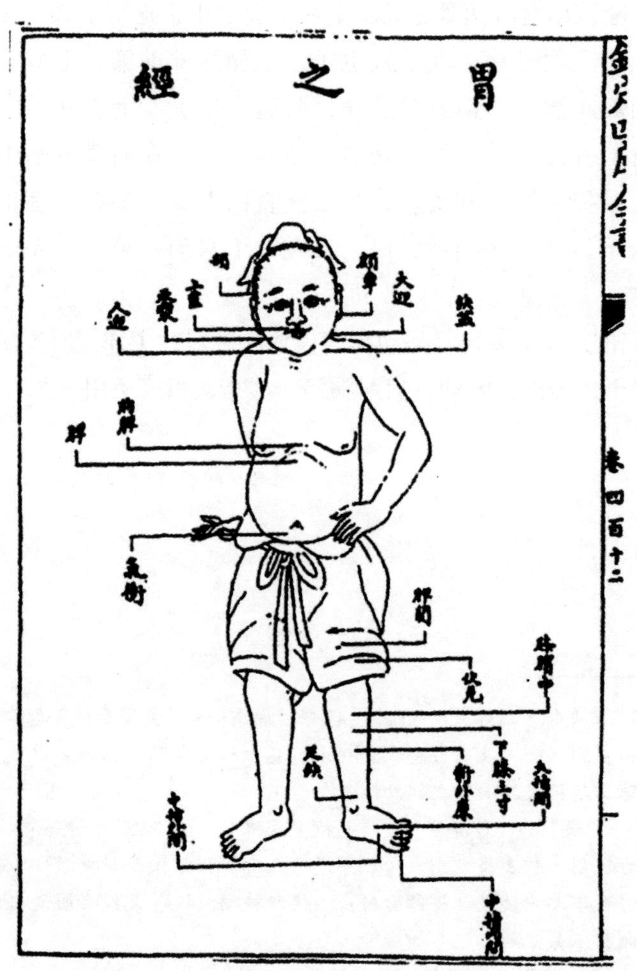

253 《胃脉注脾经络图说》元刻本有目无文，据《普济方》补之。

足阳明胃之脉，起於鼻，交頞中（两目之间，鼻物深处谓之頞中），旁纳太阳之脉（足太阳起於目背，而阳明旁行约之），下循鼻外（迎香穴也），入上齿中，还出颊口环唇，下交承浆，却循颐后下廉，出大迎，循颊车，上耳前，过客主人，循发际至腮[254]。其支者，从大迎前下人迎，循喉咙，入缺盆，下膈属胃络脾。其直者，从缺盆下乳内廉，下挟脐，入气冲[255]中。其支者，起胃下口[256]（胃下口即幽门），下循腹里，下至气冲中而合，以下髀关，抵伏兔，下入膝膑中，下循骱[257]外廉（骱外廉，三里之分），下足跗，入中指外间。其支者，下廉三寸而别，下入中指外间。其支者，别跗上，入大指间出其端。

足阳明多气多血，是动则病凄凄然[258]振寒，善呻数欠颜黑，病至，则恶人与火，闻木声则惕然而惊，心动，欲独闭户而处[259]。甚则欲上高而歌，弃衣而走，贲响腹胀，是为骭厥。

254　“腮”，《灵枢·经脉》作“额颅”。

255　“冲”，《灵枢·经脉》作“街”。谨案：气冲穴，一名气街穴。《大全》卷六〈论一穴有两名〉：“气冲一名气街。”下文“下至气冲中而合”亦如是。下皆如此，不另作注。

256　“起胃下口”，《灵枢·经脉》作“起於胃口”。谨案：胃有上下口，“胃上口”即贲门，“胃下口”即幽门。足阳明胃脉往下行走循腹里，《灵枢·营卫生会》：“下焦者，别回肠，注於膀胱，而渗入焉。故水谷者，常并居於胃中，成糟粕，而俱下於大肠而成下焦。”

257　“骱”，《灵枢·经脉》作“胫”。

258　“凄凄然”，《灵枢·经脉》作“洒洒”。

259　“心动欲独闭户而处”，《灵枢·经脉》作“心欲动独闭户塞牖而处”。

（4）脾脉注心中注心经络图说

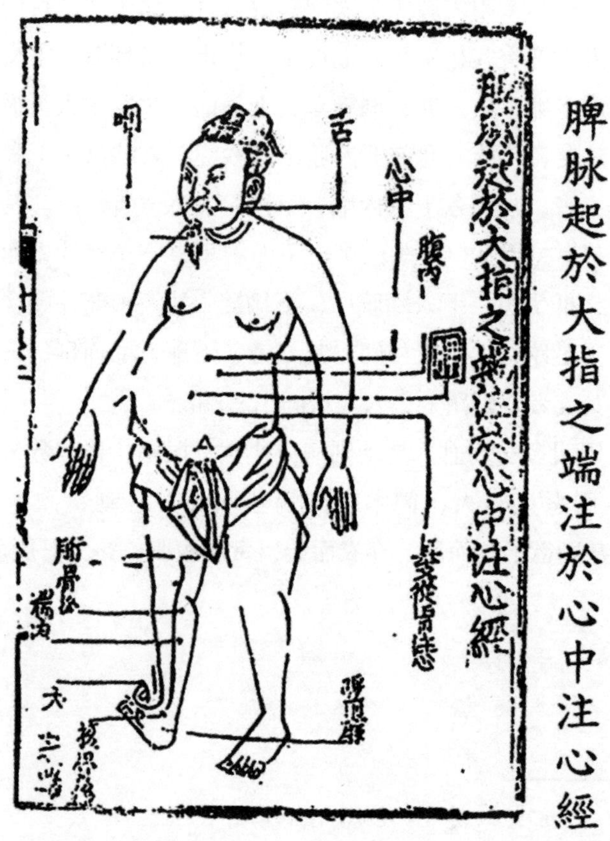

足太阴脾之脉，起於大指之端，循指内侧（隐白穴也）白肉际，过核骨后（太白穴之后也），上内踝前廉（商丘穴也），上腨[260]内（示兖切），循胻[261]骨后，交出厥阴之前，上循膝股内前廉（阴陵泉也），入腹属脾络胃，上膈，侠咽，连舌本（舌根系也），散舌下。其支者，复从胃，别上膈，注心中。

足太阴少血多气，是动则病舌本强，食则吐，胃脘痛，腹胀善噫，得后出[262]与气则快然如哀[263]，身体皆重。是主脾所生病者，舌本痛，体不能动摇，食不下，烦心，心下急痛，寒疟，溏瘕，减水下[264]，黄胆，不能卧，强立股膝内肿厥，大指[265]不用也。

260　“腨”，《灵枢·经脉》、《普济方》皆作“踹”。谨案：《玉篇·足部》：“踹，足跟也。”《说文·肉部》：“腨，腓肠也。”段玉裁注：“腨者，胫之一端。举腨不该胫也，然析言之如是。统言之则以腨该全胫。”商丘穴位于足内踝下偏前缘处，往上经过胫骨后缘，与腓肠肌处，离足跟处甚远。故当作“腨”为是。下皆如此，不另作注。

261　“胻”，《灵枢·经脉》作“胫”、《普济方》皆作“骱”。谨案：《说文·肉部》：“胫，胻也。”又：“胻，胫端也。”段注：“端犹头也。胫近膝者曰胻，如股之外曰髀也。言胫则统胻，言胻不统胫。”“胫”是指整个小腿骨，“胻”是指靠近膝盖处的胫骨上端。“骱”，《类篇·骨部》：“骱，牛脊后骨。”后与“胻”字相通互用，《正字通·骨部》：“骱，人身胫骨也。与肉部胻通。”也用于指胫骨。

262　《灵枢·经脉》、《普济方》皆无“出”字。

263　“哀”，《灵枢·经脉》、《普济方》皆作“衰”。

264　“减水下”，《灵枢·经脉》、《普济方》皆作“泄水闭”。

265　“大指”，《灵枢·经脉》、《普济方》皆作“足大指”。

（5）心脉注小肠经络图说

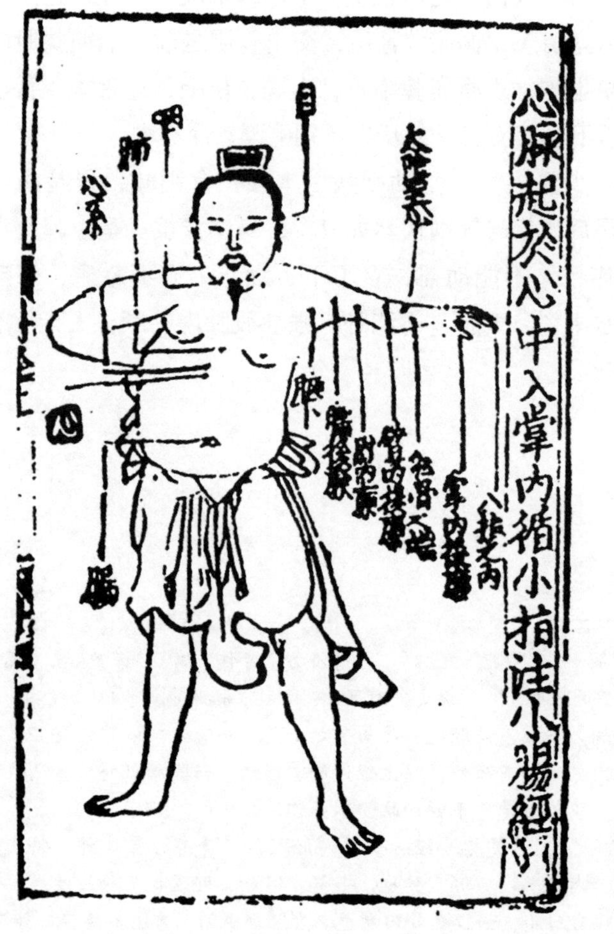

心脉起於心中入掌內循小指注小腸經

手少阴心之脉，起於心中，出属心系，下膈络小肠。其支者，从心系，上侠咽[266]，系[267]目系（一本作循胷出胁）。其直者，复从心系却上肺，下出掖[268]下，下[269]循臑内后廉，行太阴心主之后，下肘内廉[270]（少海穴也），循臂内后廉，抵掌后兑[271]骨之端（神门穴也），入掌内后[272]廉，循小指之内出其端（少冲穴也）。

手少阴少血多气，是动则病嗌干心痛，渴而欲饮，为[273]臂厥。心主[274]所生病者，目黄胁痛[275]，臑臂内后廉痛厥[276]，掌中热[277]也。

266　“上侠咽”，《普济方》皆作“上夹喉咽”。

267　《普济方》无“系”字。

268　“掖”，《普济方》、《灵枢·经脉》皆作“腋”。谨案：《说文·手部》：“掖，以手持人臂投地也。从手夜声。一曰臂下也。”《干禄字书·入声》：“腋掖，上通下正。”《集韵·入声·二十二昔》：“腋，胳也，在肘后。通作掖。”“掖”作臂下之意，与“腋”同意，两字可通用。下皆如此，不另作注。“下出腋下”，《普济方》作“出腋下”。

269　“下”，《普济方》作“又下”。

270　《灵枢·经脉》无“廉”字。

271　“兑”，《普济方》、《灵枢·经脉》皆作“锐”。谨案：作“锐”是。元刻本多作“兑”，偶又作“锐”。下皆如此，不另作注。

272　《普济方》无“后”字。

273　“为”，《灵枢·经脉》作“是为”，《普济方》作“是谓”。

274　“心主”，《普济方》作“是主心”。

275　“胁痛”，《普济方》作“胁廉痛”。

276　《普济方》无“臑臂内后廉痛厥”一句。

277　“热也”，《普济方》作“热盛者”。

（6）小肠脉注膀胱经络图说

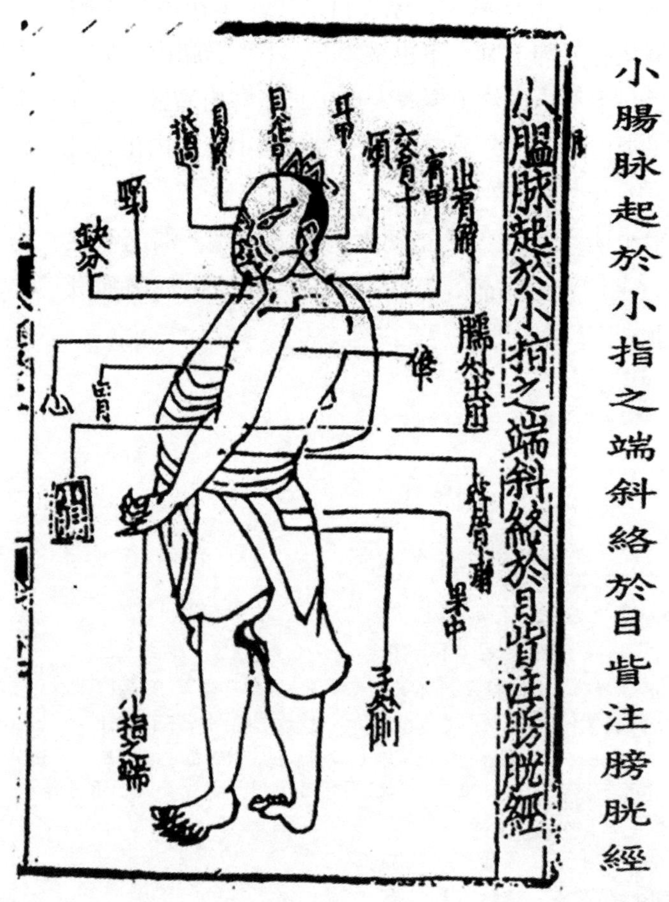

小腸脉起於小指之端斜絡於目眥注膀胱經

手太阳小肠之脉，起於小指之端（少泽穴也），循手外侧上腕（腕骨穴也），出踝中，直上循臂骨下廉（阳谷穴也），出肘内侧两骨[278]之间，上循臑外后廉[279]，出肩解，绕肩胛，交肩上，入缺盆，向腋[280]络心，循咽下膈，抵胃属小肠。其支者，从[281]缺盆贯颈[282]上颊，至目兑眦，却入耳中。其支者，别颊（颊耳前上也）上䪼（出䪼内近鼻处起骨也）抵鼻，至目内眦，斜络於颧[283]。

手太阳小肠之经多血少气，是动则病嗌痛颔肿，不可回顾[284]，肩似拔，臑似折。主[285]液所生病者，耳聋目黄颊颔肿[286]，肩臑肘臂外后廉痛也[287]。

278　“两骨”，《灵枢·经脉》作“两筋”。

279　“出肘内侧两骨之间，上循臑外后廉”，此两句《普济方》误作成小字注解。

280　《灵枢·经脉》、《普济方》皆无“向腋”二字。

281　“从”，《普济方》作“别从”。

282　“贯颈”，《灵枢·经脉》、《普济方》皆作“循颈”。

283　《普济方》无“斜络於颧”一句。

284　“回顾”，《灵枢·经脉》作“以顾”。

285　“主”，《灵枢·经脉》、《普济方》皆作“是主”。

286　“颊颔肿”，《灵枢·经脉》、《普济方》皆作“颊肿颈颔”。

287　“外后廉痛也”，《普济方》作“外臂后廉痛盛者”。

（7）膀胱脉注肾经络图说

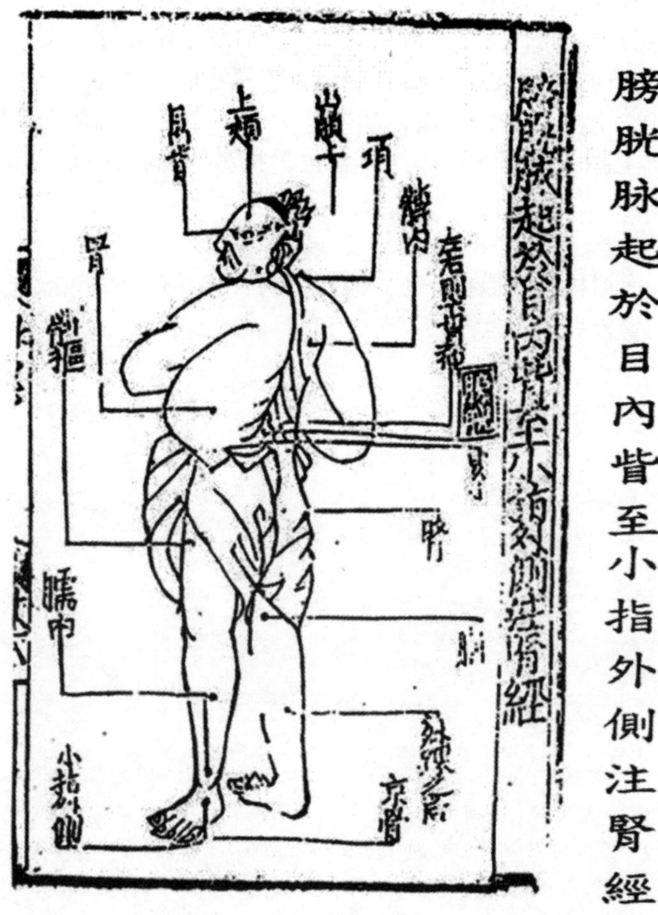

足太阳膀胱之脉，起於目内眦，上额交巅上[288]。其支者，从巅（巅，顶也）至耳上角[289]。其直者[290]，从巅入络脳[291]，还出别下项，循肩髆内，侠脊抵腰中，入循膂，络肾属膀胱[292]。其支者，从腰中下会於后阴下贯臀[293]，入腘中（委中穴也）。其支者，从髆内左右，别下贯伸[294]，侠脊内，过髀枢，循髀外后[295]廉下合腘中，下贯腨内，出外踝之后（昆仑穴也），循京骨，至小指外侧（至阴穴也）。

足太阳膀胱之经多血少气，是动则病头痛似脱[296]，项似[297]拔，脊痛腰似折，髀不可以曲，腘如结，腨如裂，是为踝厥。是主筋所生病者，痔疟征癫疾[298]，头脳头痛[299]，目黄泪出[300]鼽衄，项背[301]腰尻腘端[302]脚皆痛，小指不用也。

288　《灵枢·经脉》无“上”字。

289　《灵枢·经脉》无“角”字。

290　“其直者”，《灵枢·经脉》作“循其直者”。

291　“脳”，《玉篇·肉部》：“脳，同脑。”

292　《普济方》无“属膀胱。其支者，从腰中下会於后阴，下贯臀，入腘中”一段。

293　“下会於后阴下贯臀”，《灵枢·经脉》作“下挟脊贯臀”。

294　“伸”，《灵枢·经脉》、《普济方》皆作“胛”。

295　“后”，《灵枢·经脉》作“从后”。

296　“头痛似脱”，《灵枢·经脉》、《普济方》皆作“冲头痛，目似脱”。

297　“似”，《灵枢·经脉》作“如”。

298　“征癫疾”，《灵枢·经脉》、《普济方》皆作“狂癫疾”。

299　“头脳头痛”，《灵枢·经脉》作“头顖项痛”。《普济方》作“脑项痛”。

300　“泪出”，《普济方》作“深入”。

301　“项背”，《普济方》作“项背”。

302　“端”，《灵枢·经脉》作“踹”，《普济方》作“腨”。谨案：当作“腨”为是。

（8）肾脉注心包经络图说

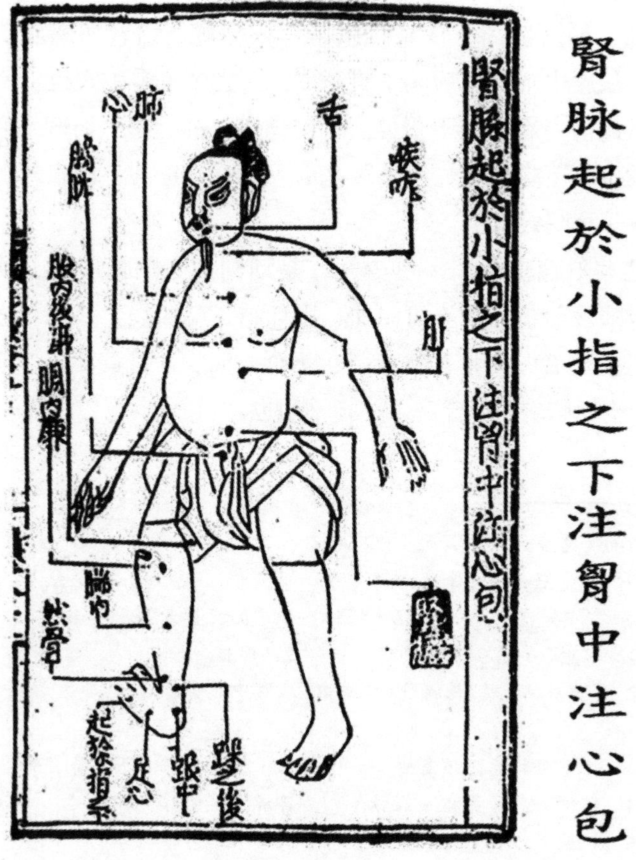

足少阴肾之脉，起於小指之下，斜趣[303]足心（涌泉穴也），出然骨[304]之下（然骨穴内踝前），循内踝之后（太谿穴也），别入跟中，以上腨内，出膕内廉（阴谷穴也），上股内后廉，贯脊属肾络膀光[305]。其直者，从肾上贯肝膈，入肺中，循喉咙，侠舌本。其支者，从肺[306]出络心，注胷中。

足少阴肾之经少血多气，是动则病饥不欲食，面黑如炭色[307]，欬唾则有血，喉鸣[308]而喘，坐而欲起，目䀮 䀮则无所见[309]，心如悬[310]若饥[311]。气不足则善恐，心惕惕如人将捕之，是为骨厥。是主肾所生病者，口热舌干，咽肿上气，嗌干及痛，烦心心痛，黄疸[312]肠澼，脊股[313]内后廉痛，□[314]厥嗜卧，足下热而痛[315]。

303　“斜趣”，《灵枢·经脉》作“邪走”。

304　“然骨”，《灵枢·经脉》、《普济方》皆作“然谷”。谨案：“然骨”，足舟骨也。《灵枢·脉度》：“蹻脉者，少阴之别，起於然骨之后。”杨上善注：“然骨在内踝下近前起骨是也。”此当作“然谷穴”为是，《灵枢·本输》：“肾出於涌泉……溜於然谷。然谷，然骨之下者也，为荥。”

305　“膀光”，《灵枢·经脉》作“膀胱”。《普济方》无“络膀胱”。

306　“肺”，《普济方》作“脉”。谨案：当作“肺”为是。

307　“面黑如炭色”，《灵枢·经脉》作“面如漆柴”。

308　“喉鸣”，《灵枢·经脉》、《普济方》皆作“喝喝”。

309　“目䀮䀮则无所见”，《灵枢·经脉》作“目𥆨𥆨如无所见”，《普济方》作“目𥆨𥆨无所见”。

310　“心如悬”，《普济方》作“心悬”。

311　“若饥”，《灵枢·经脉》、《普济方》皆作“若饥状”。

312　“疸”，《灵枢·经脉》作“疸”。

313　“脊股”，《灵枢·经脉》作“臀股”。

314　《灵枢·经脉》、《普济方》皆作“痿”。

315　“足下热而痛”，《普济方》作“足心常热而痛”。

（9）心包脉注三焦经络图说

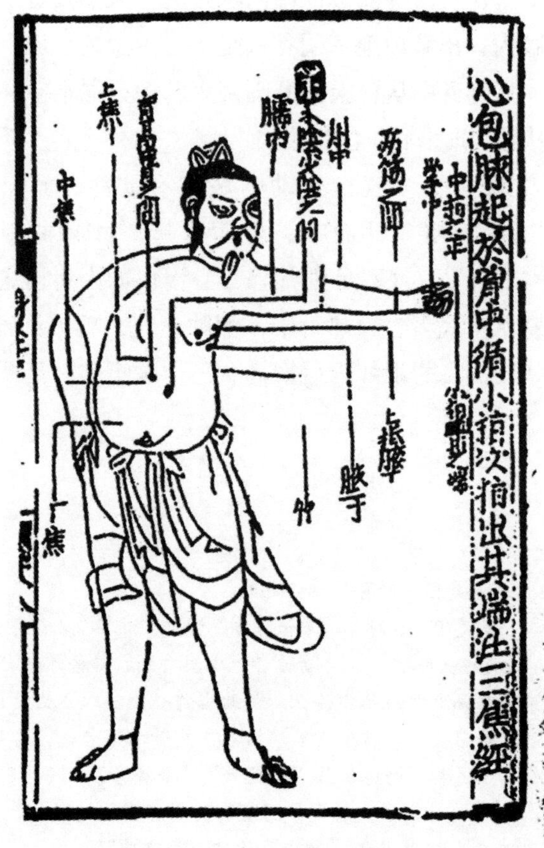

心包脉起於胷中循小指次指出其端注三焦經

手厥阴心包络之脉，起於胷中，出属心包，下膈，历络三焦。其支者，循胷出胁，下掖三寸，上抵掖下，下循臑内，行太阴少阴之间（太阴在上，少阴在下，心主在中），入肘中（曲泽穴也），下循[316]臂行两筋之间（太陵穴也），入掌中（劳宫穴也），循中指出其端（中冲穴也）。其支者[317]，别掌中[318]，循小指次指出其端（交手少阳也）。

手厥阴心包络之脉多血少气，是动则病手心热，肘臂□□[319]，腋肿，甚则胷胁支满，心中澹澹大动[320]，面色赤，善笑不休，目黄[321]。是主心包脉[322]所生病者，烦心心痛，掌中热[323]。

316　《灵枢·经脉》、《普济方》皆无“循”字。

317　“其支者”，《普济方》作“其支别者”。

318　“别掌中”，《普济方》无“别”字，作“掌中”。

319　《灵枢·经脉》、《普济方》皆作“挛急”。

320　“澹澹大动”，《灵枢·经脉》作“憺憺火动”。

321　“面色赤，善笑不休，目黄”，《灵枢·经脉》作“面赤，目黄，喜笑不休”，《普济方》作“面赤，目黄，善笑不休”。

322　“是主心包脉”，《灵枢·经脉》、《普济方》皆无“心包”二字，作“是主脉”。

323　“掌中热”，《普济方》作“掌中热盛”。

（10）三焦脉注胆经络图说

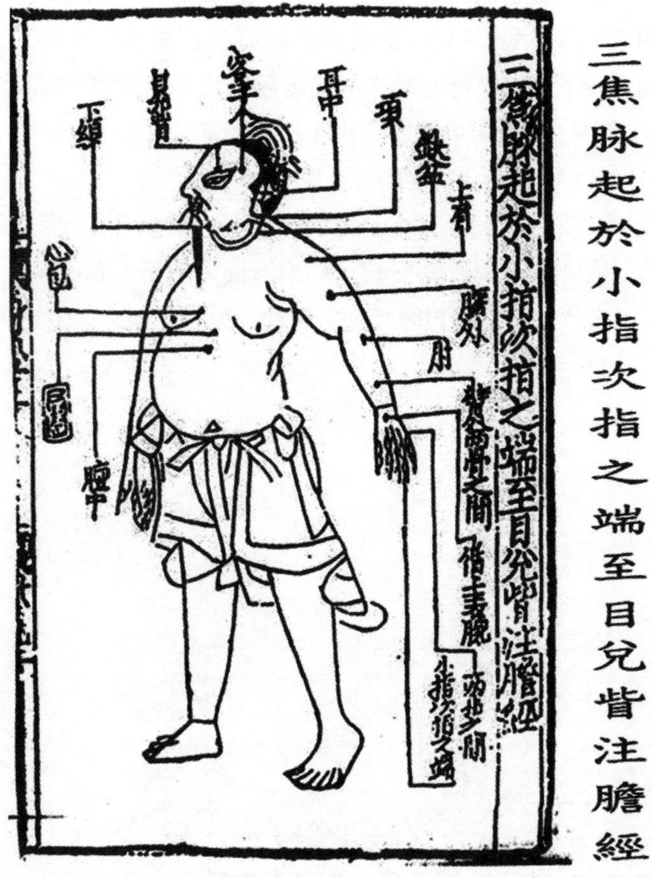

手少阳三焦之脉，起於小指次指之端（关冲穴也），上出两指之间（液门穴也），循手表腕（阳池穴也），出臂外两骨之间（支沟穴也），上贯肘，循臑外上肩，而交出足少阳之后，入缺盆，交[324]膻中（膻中在玉堂穴下一寸六分，两乳之间陷中是也）。散络心包，下膈，循[325]属三焦。其支者，从膻中上出缺盆，上项，侠[326]耳后直上，出耳上角，以屈下颔[327]（一作颊）至䪼。其支者，从耳后入耳中，出走耳前，过客主人（客主人在耳前上起骨，开口有空者）前，交颊，至目兑眦。

手少阳三焦之脉多气少血，是动则病耳聋耳鸣嘈嘈[328]，嗌肿喉痹。是主气所生病者，汗出，目锐眦痛[329]，耳后肩臑肘臂外皆痛，小指次指不用。

---

324 “交”，《灵枢·经脉》作“布”。

325 “循”，《灵枢·经脉》作“徧”。

326 “侠”，《灵枢·经脉》作“系”。

327 “颔”，《普济方》作“颊”。

328 “耳聋耳鸣嘈嘈”，《灵枢·经脉》、《普济方》皆作“耳聋浑浑焞焞”。

329 《灵枢·经脉》后有“颊痛”二字。

（11）胆脉注肝经络图说

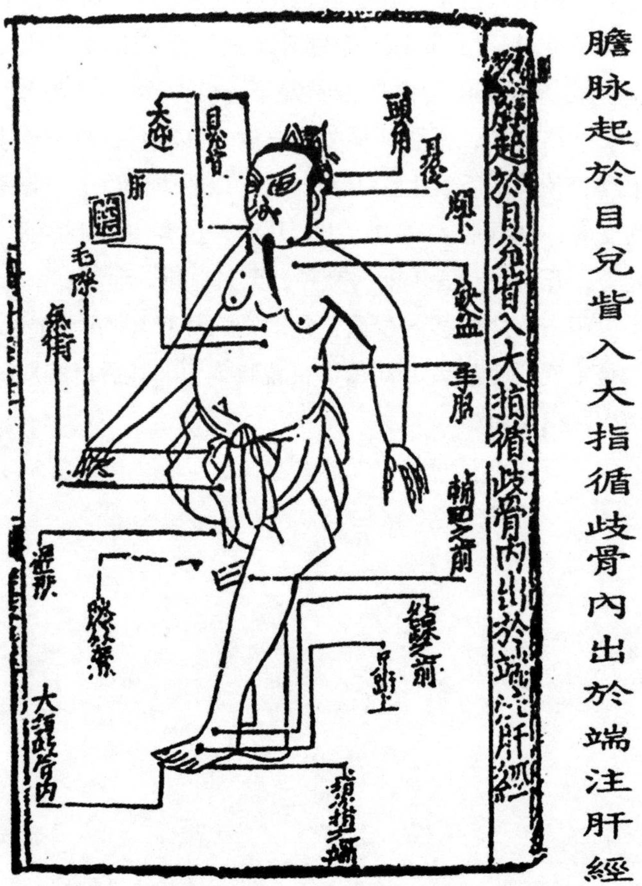

足少阳胆之脉，起於目兑眦[330]，上抵头角，下耳后，循头[331]

330 “兑眦”，《灵枢·经脉》作“锐眦”，《普济方》作“锐背”。谨案：《普济方》误。

331 “头”，《灵枢·经脉》作“颈”。谨案：作“颈”是。前言“下耳后”，自耳后下行当至颈部。

行手少阳之前，至肩上，却交出手[332]少阳之后，入缺盆。其支[333]，从耳后入耳中，出走耳前，至目兑眦后。其支者，别兑眦[334]，下大迎，合於手少阳，抵[335]於䪼，下加颊车，下颈合缺盆以下胷中，贯膈络肝属胆，循胁里，出气街，绕毛际，横入髀厌中（髀厌中，环跳穴也）。其直者，从缺盆下掖，循胷中过委胁[336]，下合髀厌中，以下循□□[337]，出膝外廉（阳陵泉也），下外辅骨之前（辅骨在陷下），直下抵绝骨之端（绝骨之端乃阳辅穴），下出外踝之前，循足跗上，入小指次指之间。其支者，□□[338]上入大指之间，循大指岐骨内[339]出其端，还贯爪甲，出三毛中。

足少阳之经多气少血，是动则病口苦，善太息，心胁痛不能转侧，甚则面微有尘，体无膏泽，足外反热，是为阳厥。是主骨所生病者[340]，头痛颔痛[341]，目锐眦痛，缺盆中肿痛，腋下肿，马刀侠瘿，汗出振寒，疟[342]，胷胁肋髀膝外，至胫绝骨外踝前，及诸节皆痛，小指次指不用。[343]

332　《普济方》无“手”字。

333　“其支”，《灵枢·经脉》、《普济方》皆作“其支者”。

334　“后。其支者，别兑眦”，《普济方》无此段。

335　《普济方》无“抵”字。

336　“委胁”，《灵枢·经脉》、《普济方》皆作“季胁”。

337　《灵枢·经脉》、《普济方》皆作“髀阳”。

338　《灵枢·经脉》、《普济方》皆作“别跗”。

339　“入大指之间，循大指岐骨内”，《普济方》皆作“入大指循岐骨内”。

340　“是主骨所生病者”，《普济方》作“足骨所生病者”。

341　“颔痛”，《普济方》作“角颔痛”。

342　《普济方》无“疟”字。

343　“甚则面微有尘”以下，元刊本模糊不清，已难辨识。故采用《普济方》补入，并校对《灵枢·经脉》。

（12）肝脉注肺中经络图说

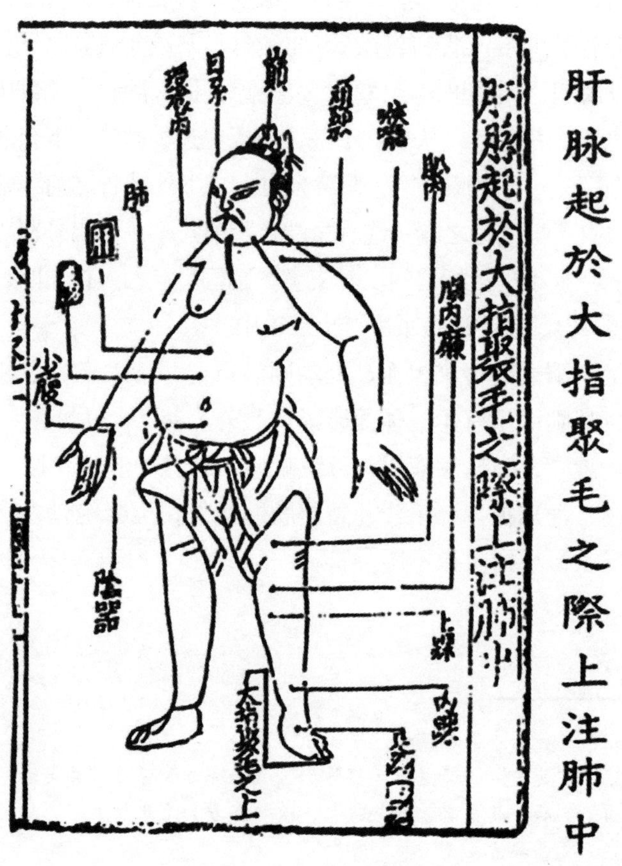

足厥阴肝之脉，起於大指聚毛[344]之际（大敦穴也），上循足跗上廉（太冲穴也），去内踝一寸（中封穴也），上踝八寸（曲泉穴也），交出太阴之后，上腘内廉，循股阴入毛中，过[345]阴器，抵少腹，挟胃属肝络胆[346]，上贯膈，布胁肋，循喉咙之后，上颃颡[347]。连目系，上出额，与督脉会於颠[348]（督脉上风府而入属脳故。巅，顶也。）其支者，从目系下颊里，环唇内。其支者，复从肝别贯膈，上注肺中（复交於手太阴）。

足厥阴之经少气多血，是动则病腰痛不可俛仰[349]，丈夫㿉疝，妇人少腹肿[350]。甚[351]嗌干，面尘脱色。是主[352]肝所生病者，胷满呕逆洞泄[353]，狐疝遗溺癃闭。

344　《普济方》无“聚毛”二字。

345　“过”，《普济方》作“环”。

346　《普济方》无“络胆”二字。

347　“颃颡”，《灵枢·经脉》、《普济方》皆作“颃颡”。《普济方》作“入颃颡”。谨案：作“颃颡”是。《太素》卷八〈经脉〉：“肝足厥阴之脉，……循喉咙之后，上入颃颡。”杨注：“喉咙上孔名颃颡。”

348　“颠”，《灵枢·经脉》、《普济方》皆作“巅”。谨案：作“巅”是。元刊本后有小字注解：“巅，顶也。”

349　“俛仰”，《普济方》作“俯仰”。

350　“肿”，《普济方》作“痛”。

351　“甚”，《灵枢·经脉》、《普济方》皆作“甚则”。

352　《灵枢·经脉》无“主”字。

353　“洞泄”，《灵枢·经脉》作“飧泄”，《普济方》作“洞泄”。

新刊子午流注针经卷之中

新刊子午流注井荥俞经合部分图卷中

常山　阎明广　编次

手足井荥六十六穴（此段，元刻本有目而无文）

手足三阴三阳经中井荥腧经合原说

凡人两手足各有此三阳三阴之脉，合为十二经脉。每一经中，各有井、荥、俞、经、合，皆出於井，入於合。经云："所出者为井，所流者为荥，所注者为俞，所行者为经，所入则为合。"[354]"井者，东方春也，万[355]物之始生，故言所出为井也。合者，北方冬也，阳气入藏，故言所入为合也。"[356]故"春刺井，夏刺荥，季夏刺俞，秋刺经，冬刺合者。"[357]圣人所谓[358]因

354 《难经·六十八难》："所出为井，所流为荥，所注为俞，所行为经，所入为合。"

355 "万"，《难经·六十五难》、《普济方》皆作"万"。谨案："万"为俗字。《玉篇零卷·方部》："万，俗万字。"

356 《难经·六十五难》："所出为井，井者，东方春也，万物之始生，故言所出为井也。所入为合，合者，北方冬也，阳气入藏，故言所入为合也。"

357 《难经·七十四难》："春刺井，夏刺荥，季夏刺俞，秋刺经，冬刺合者。"

358 "谓"，《普济方》作"为"。

其时而取之，以写[359]邪毒出也。

井荥所属

阴井木，阳井金；阴荥火，阳荥木[360]；阴俞土，阳俞水[361]；阴经金，阳经火；阴合水，阳合土[362]。昔圣人先立井、荥、俞、经、合配象五行，则以十二经中各有子母。故刺法云："虚则补其母，实则泻其子。"假令肝自病，实则泻肝之荥，属火，是子；若虚，则补肝之合，属水，是母。余皆仿此。若他邪相乘，阴阳偏[363]胜，则先补其不足，后泻其有余，此为针医之大要。[364]若深远[365]洞明，则为上工[366]者也。

足取膝下三阴三阳脉穴流注，手取臂下三阴三阳脉穴流注，用其针刺，法遂有过，补虚泻实，如其施兵伐叛也。

六十首俞穴，细而审之，各逐其脏腑井荥俞经合，常以五

359　"写"，《普济方》作"泻"。

360　"阴荥火，阳荥木"，《普济方》作"阴荥经，阳火荥水"。谨案：《难经·六十四难》："阴荥火，阳荥水。"

361　"阳俞水"，《普济方》作"阳俞木"。谨案：《难经·六十四难》："阳俞木"。

362　《难经·六十四难》："《十变》又言，阴井木，阳井金；阴荥火，阳荥水；阴俞土，阳俞木；阴经金，阳经火；阴合水，阳合土。"

363　"偏"，《普济方》作"徧"。

364　谨案：此段文句，主要为《灵枢·经脉》及《难经》《六十九难》、《七十四难》所成。《难经集注·七十四难》杨注："假令肝自病。实则取肝中火泻之。虚则取肝中木补之。餘皆仿此。"

365　"远"，《普济方》作"达"。

366　"上工"，《普济方》作"上上"。谨案：作"上工"是。《灵枢·根结》："用针之要，在於知调阴与阳。调阴与阳，精气乃光，合形与气，使神内藏。故曰：上工平气，中工乱脉，下工绝气危生。"

走，方无一失也。以逐日取六十首为井荥俞经合，足不过膝，手不过臂。常当时克者谓之关可以针，医无不愈疾也。时刻未至，至气之亦然者谓之阖，无能愈其疾也。

贾氏云："凡六十首者，元有二种也。有外行脉经六十首，又有内行血脉六十首。此法微妙，古圣人隐之，恐世人晓会之，只载一说，今不传。愚自少岁，索隐井荥之法，始可着题。"或曰："因何名曰六十首也？"答曰："谓气血一昼夜行过六十俞穴也，各分头首，十日一络，运行十干，皆以五子元遁日时为头是也。"明广今辄将贾氏各分头首运行十干六十首注穴之法，集其枢要述之二图，庶令览者易悉。第一图括五脏五腑各至本时相生，五度注穴之法；第二图言阴中有阳，阳中有阴，钢柔相配相生注穴之法。人多只知阳干注府，阴干注脏，刺阴待阴干，刺阳候阳时。如是者，非秘诀云。假令甲日甲戌时胆引气出为井，甲中暗有其己，乙中暗有其庚。故大言阳与阴，小言夫与归。夫有气则妇从夫，妇有气则夫从妇。故甲戌时胆出气为井脾从夫行，脾亦入血为井。如是则一时辰之中，阴阳之经相生，所注之穴皆有，他皆仿此。阳日气先脉外，血后脉内；阴日血先脉外，气后脉内，交贯而行於五脏五腑之中，各注井荥俞经合无休矣。或不得时，但取其原亦得。[367]

367　自"足取膝下三阴三阳脉穴流注"至"但取其原亦得"，元刻本无，《普济方·井荥所属》后有之。然观其内文："明广今辄将贾氏各分头首运行十干六十首注穴之法"，当是阎明广编次《子午流注针经》的内文无误。此段未敢断论当置于何处，依文颇似〈十二经脉内行注穴图〉的内容。李鼎等校订《子午流注针经》将之置于〈三阴三阳流注揔说〉中，似只开头一段符合，后则未相符。故今仍依据《普济方》置于〈井荥所属〉后。

（1）手厥阴经穴图[368]

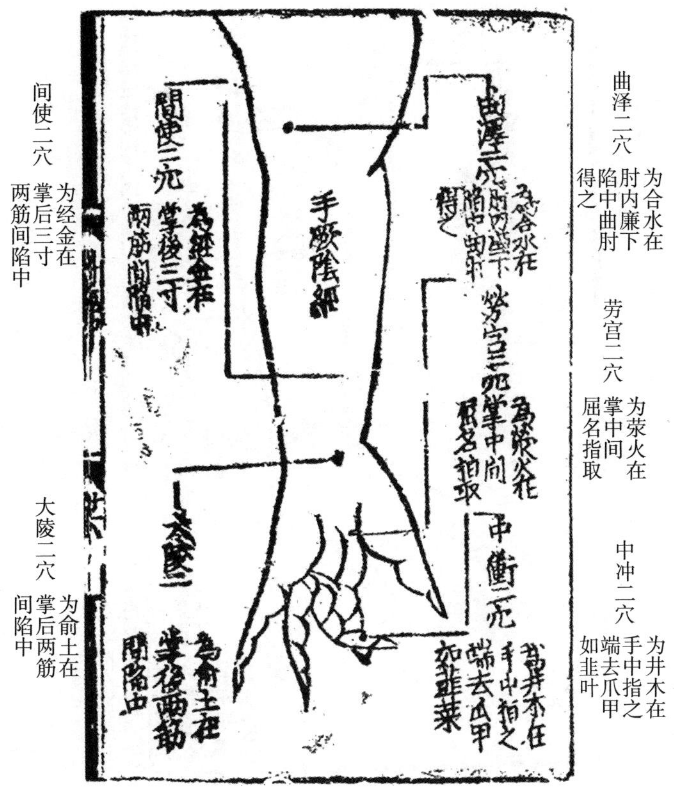
手厥陰經
间使二穴
为经金在掌后三寸两筋间陷中
大陵二穴
为俞土在掌后两筋间陷中
曲泽二穴
为合水在肘内廉下陷中曲肘得之
劳宫二穴
为荥火在掌中间屈名指取
中冲二穴
为井木在手中指之端去爪甲如韭叶

368　手部三阴三阳经穴图，采用元刻本图形，文字参考《普济方》、《针灸大全》、《针灸全书》等校对。而足部三阴三阳经穴图，元刻本有目无文无图，故据《普济方》，《针灸大全》、《针灸全书》等补入。但《普济方》有文无图，《针灸大全》、《针灸全书》的图形未有李鼎等校订《子午流注针经》清晰，故采用李鼎等校订《子午流注针经》之图形。

（2）手太阴经穴图

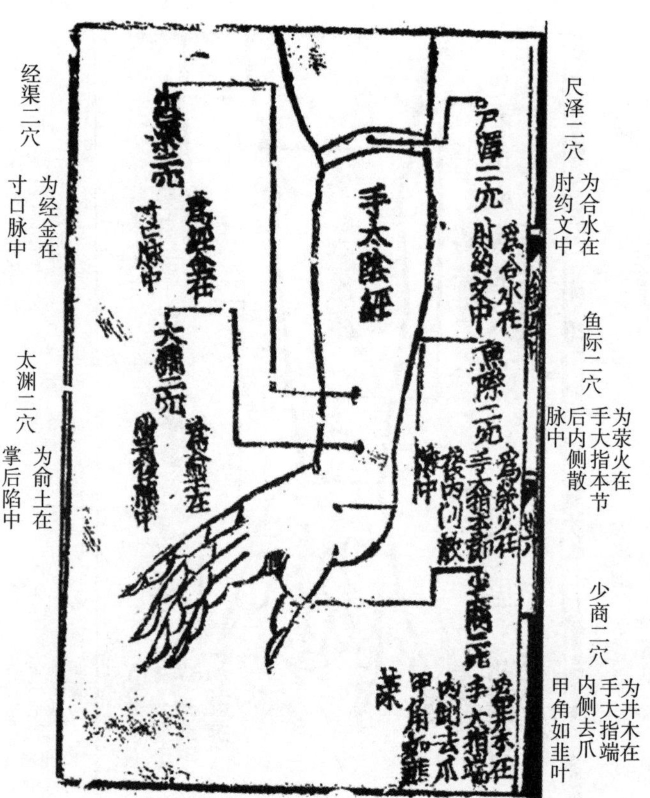
尺泽二穴
为合水在肘约文中
鱼际二穴
为荥火在手大指本节后内侧散脉中
少商二穴
为井木在手大指端内侧去爪甲角如韭叶
经渠二穴
为经金在寸口脉中
太渊二穴
为俞土在掌后陷中
手太阴经

（3）手少阳三焦经穴图

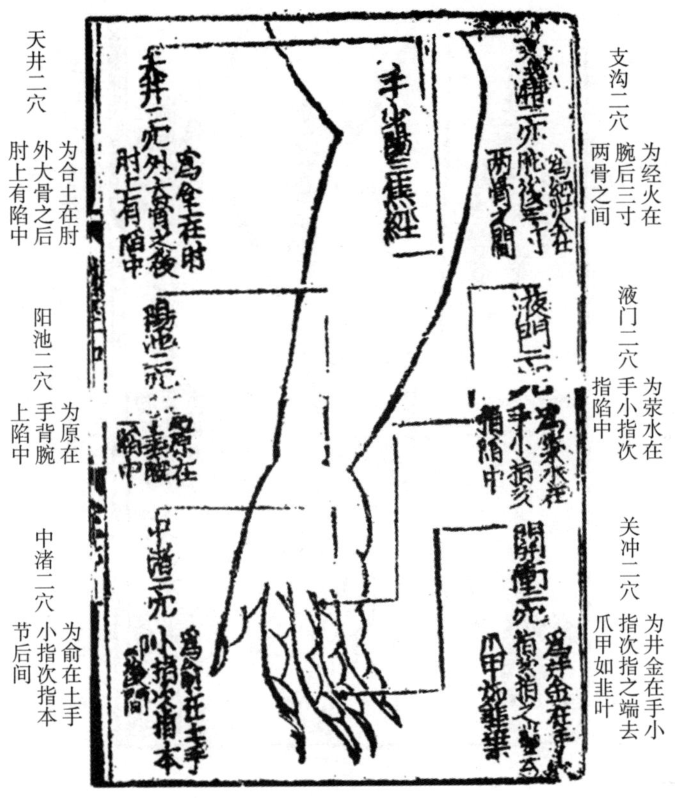
手少陽三焦經
天井二穴
为合土在肘外大骨之后肘上有陷中
阳池二穴
为原在手背腕上陷中
中渚二穴
为俞在土手小指次指本节后间
支沟二穴
为经火在腕后三寸两骨之间
液门二穴
为荥水在手小指次指陷中
关冲二穴
为井金在手小指次指之端去爪甲如韭叶

（4）手少阴真心经穴图

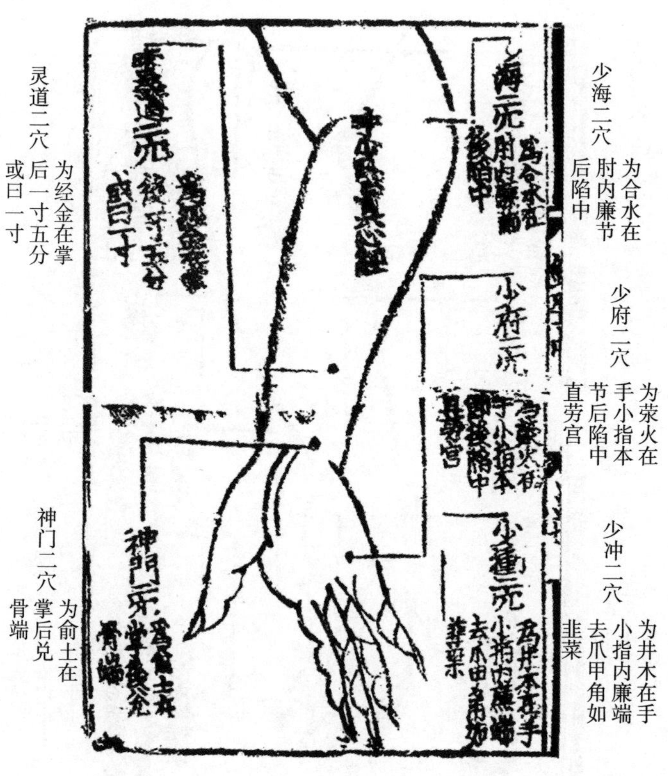
少海二穴 为合水在肘内廉节后陷中
少府二穴 为荥火在手小指本节后陷中直劳宫
少冲二穴 为井木在手小指内廉端去爪甲角如韭菜
灵道二穴 为经金在掌后一寸五分或曰一寸
神门二穴 为俞土在掌后兑骨端

（5）手阳明大肠经穴图

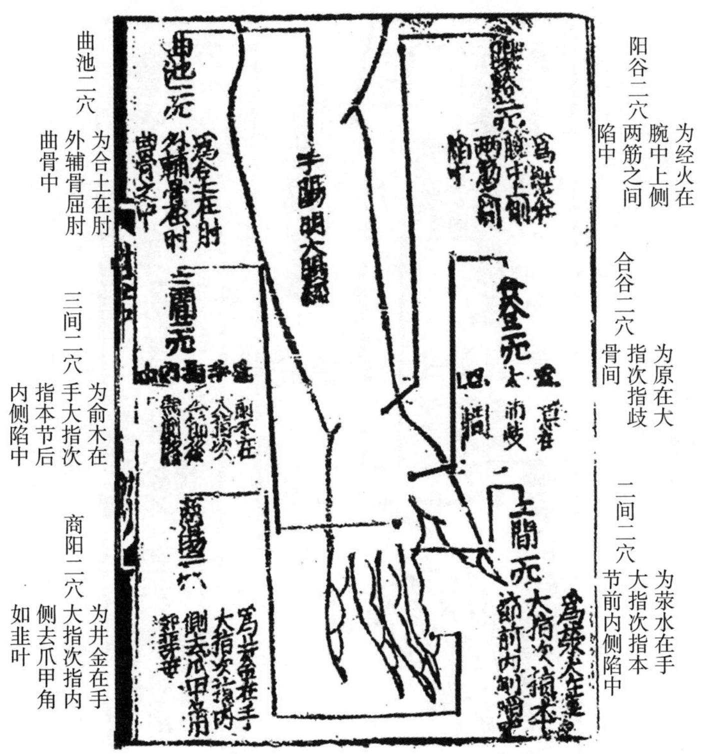
阳谷二穴
为经火在腕中上侧两筋之间陷中
合谷二穴
为原在大指次指歧骨间
二间二穴
为荥水在手大指次指本节前内侧陷中
曲池二穴
为合土在肘外辅骨屈肘曲骨中
三间二穴
为俞木在手大指次指本节后内侧陷中
商阳二穴
为井金在手大指次指内侧去爪甲角如韭叶

（6）手太阳小肠经穴图

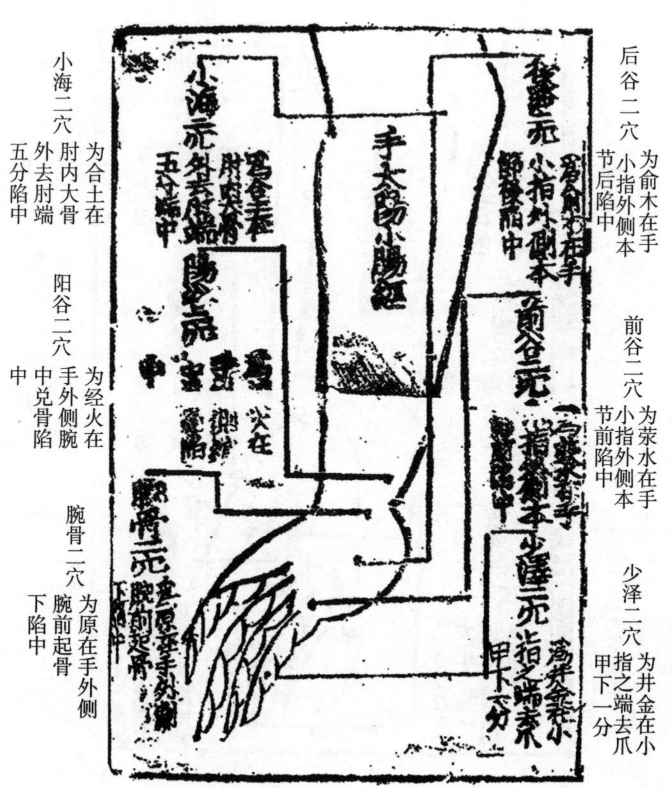
手太阳小肠经
后谷二穴 为俞木在手小指外侧本节后陷中
前谷二穴 为荥水在手小指外侧本节前陷中
少泽二穴 为井金在小指之端去爪甲下一分
小海二穴 为合土在肘内大骨外去肘端五分陷中
阳谷二穴 为经火在手外侧腕中兑骨陷中
腕骨二穴 为原在手外侧腕前起骨下陷中

（7）足太阳膀胱经穴图

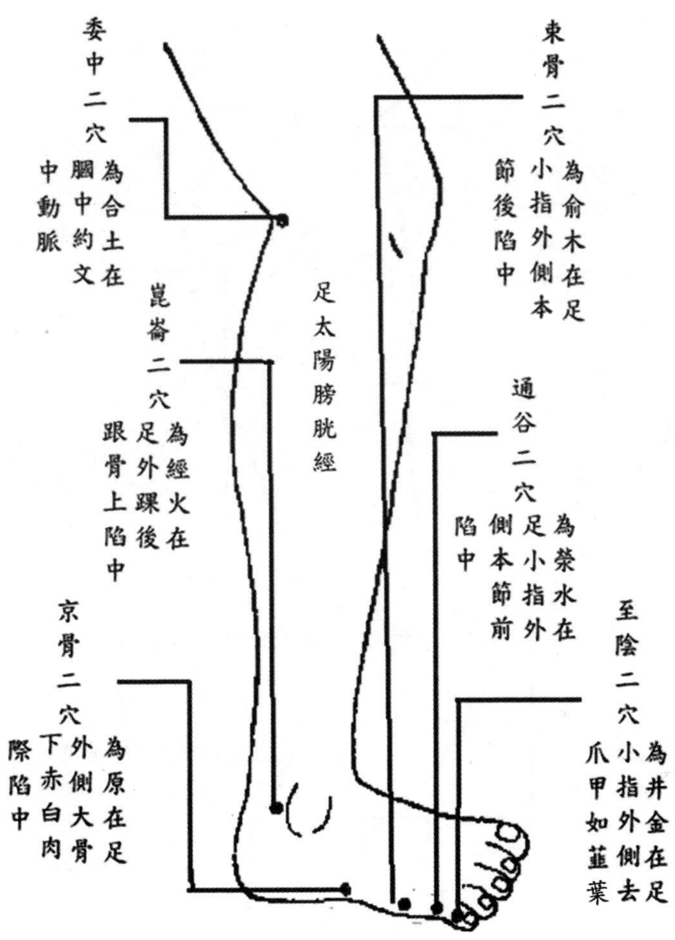

（图引自：李鼎等校订《子午流注针经》）

（8）足少阴肾经穴图

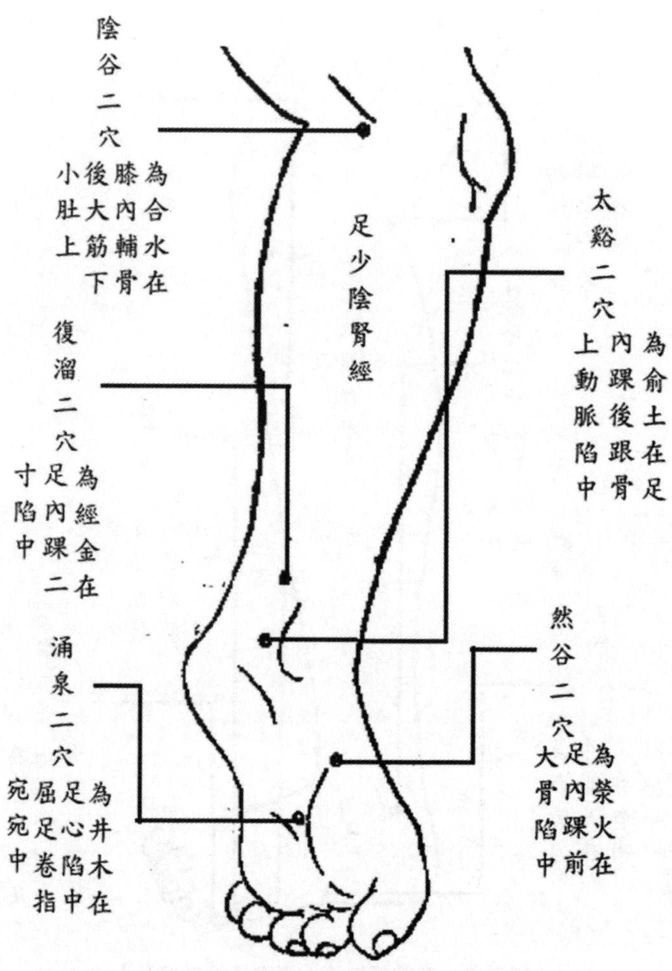

（图引自：李鼎等校订《子午流注针经》）

（9）足少阳胆经穴图

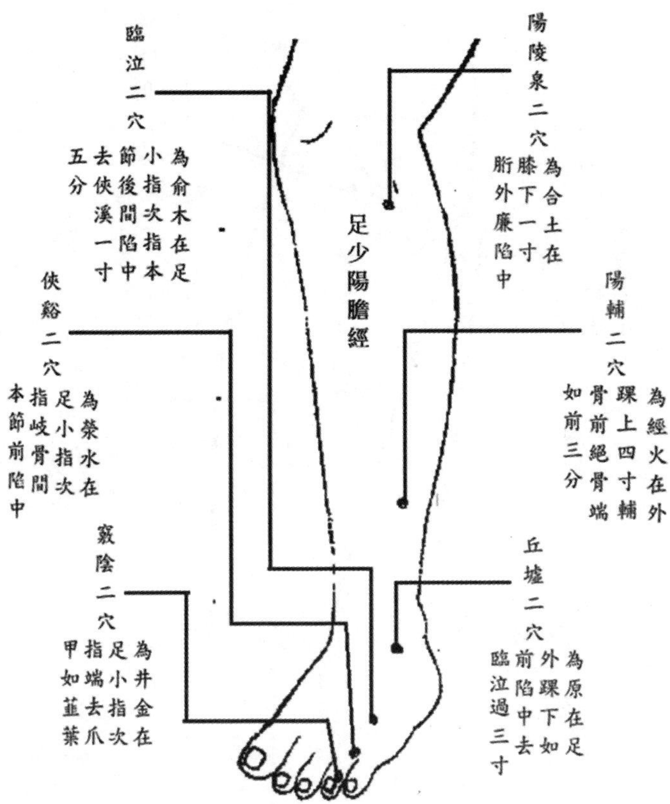

（图引自：李鼎等校订《子午流注针经》）

（10）足太阴脾经穴图

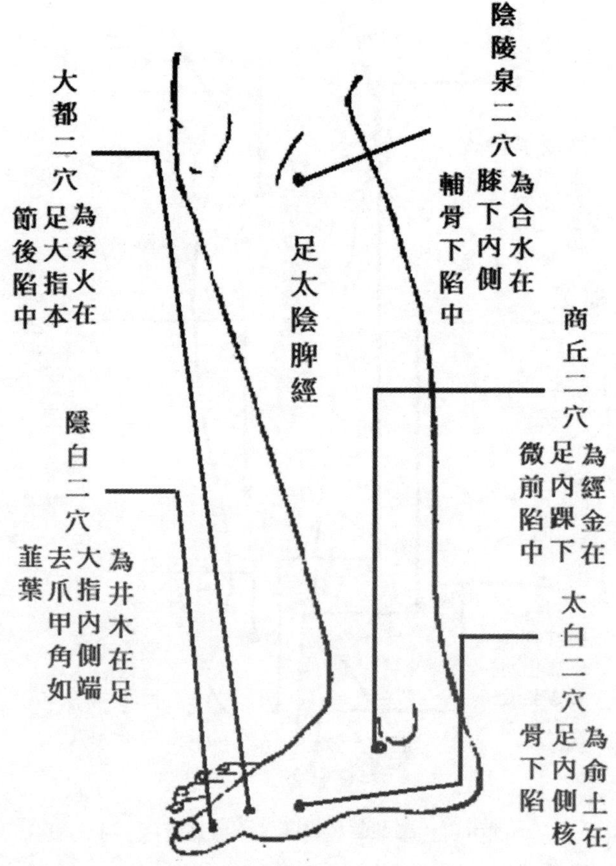
陰陵泉二穴
為合水在膝下內側輔骨下陷中
大都二穴
為滎火在足大指本節後陷中
足太陰脾經
商丘二穴
為經金在足內踝下微前陷中
隱白二穴
為井木在足大指內側端去爪甲角如韮葉
太白二穴
為俞土在足內側核骨下陷中

（图引自：李鼎等校订《子午流注针经》）

（11）足厥阴肝经穴图

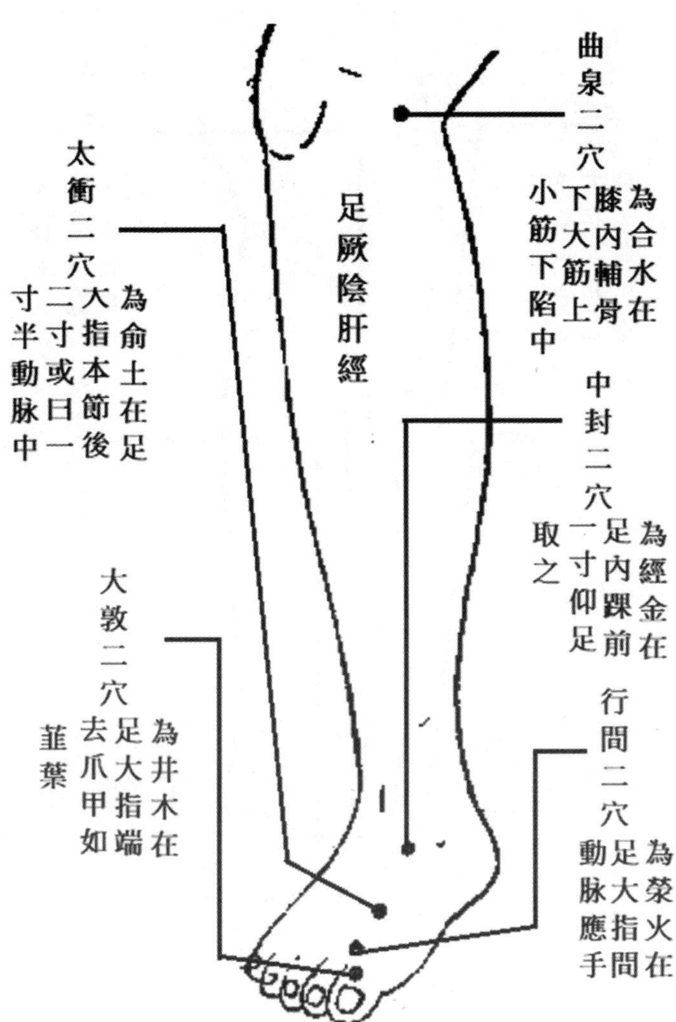

（图引自：李鼎等校订《子午流注针经》）

（12）足阳明胃经穴图

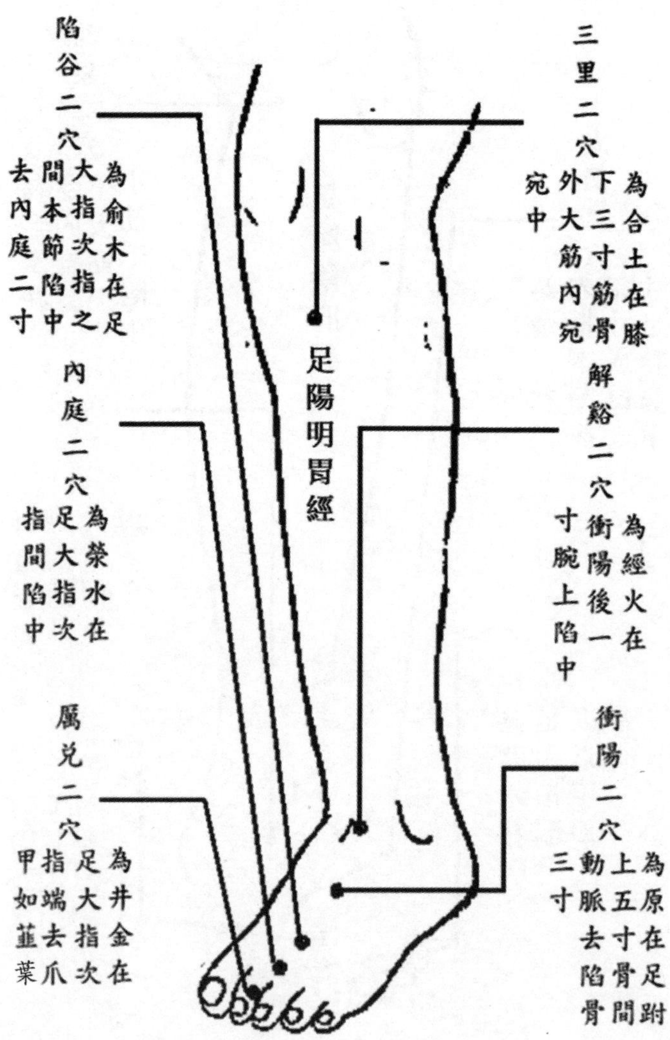

（图引自：李鼎等校订《子午流注针经》）

三阳三阴流注揔说（此段，元刻本有目而无文）

针刺定时图（此段，元刻本有目而无文）

十二经脉内行注穴图（此段，元刻本有目而无文）

三焦心包络二经流注说

十□□[369]气皆出於□[370]入於合，各注井荥俞经合□□[371]矣。或曰："脉有十二经，又因何只言十经，其餘二经不言者何？"答曰："其二经者，三焦是阳气之父，心包络是阴血之母也。此二经尊重，不系五行所摄[372]，主受纳十经血气养育，故只言十经。"阴阳二脉逐日各注井荥俞经合，各五时辰毕，则帰[373]其本。此二经亦各注井荥俞经合五穴，方知十二经遍行也。

三焦经开冲[374]（阳井）、液门（荥）、中渚（俞）、阳池（原）、支沟（经）、天井（合）。每日遇阳干合处注此六穴。如甲日甲戌时至甲申时为阳干合也。

心包经中冲（阴井）、劳宫（荥）、大陵[375]（俞）、间使

369　《普济方》作"经血"。

370　《普济方》作"井"。

371　《普济方》作"无休"。

372　"所摄"，《普济方》作"之所补注"。

373　"帰"，《普济方》作"归"。谨案："帰"为"归"之异体字。

374　"开冲"，《普济方》作"关冲"。谨案：作"关冲"是。《灵枢·本输》："三焦者，上合手少阳，出於关冲，关冲者，手小指次指之端也，为井金。"

375　"大陵"，《普济方》作"太陵"。谨案：古"大"、"太"二字常互用，今作"大陵穴"。

（经）、曲泽（合）。

每日遇阴干合处注此五穴。假令甲日甲戌时胆气初出为井，己巳时脾出血为井，阴阳并行。阳日气先血后，阴日气后血先。己巳时至己卯时为阴干合也。余上[376]日辰皆依此。

通前共六十穴，合成六□[377]首，每一穴分得一刻六十分六厘[378]六毫六丝六忽六秒，此是一穴之数。六十穴合成百刻[379]，每一时辰相生养子五□[380]，各注井荥俞经合五穴，昼夜十二时辰，气血行过六十□[381]穴也。欲知人气所在，用五子元建[382]日时，观前图可见六十首是活法，依此井荥刺病甚妙。

五子元建日时歌[383]

甲己之日丙作首[384]，乙庚之辰戊为颐[385]，丙辛便从庚上起[386]，丁壬壬寅顺行流，戊癸甲寅定时候，六十首法助医流[387]。

---

376 “余上”，《普济方》作“余干”。

377 《普济方》作“十”。

378 “六厘”，《普济方》作“六十厘”。

379 “百刻”，《普济方》作“一日”。

380 《普济方》作“度”。

381 《普济方》作“俞”。

382 “建”，《普济方》作“遁”。

383 《普济方》作“五子元遁日时歌”，《大成》作“八法五虎建元日时歌”。

384 “丙作首”，《大全》作“丙寅起”，《大成》作“甲己之辰起丙寅”。

385 “戊为颐”，《普济方》作“戊为头”，《大全》作“戊寅头”，《大成》作“乙庚之日戊寅行”。

386 “庚上起”，《大全》作“庚寅起”。《大成》“丙辛便起庚寅始”。

387 “六十首法助医流”，《大成》作“五门得合是元因”。

新刊子午流注针经井荥歌诀卷之下

井荥歌诀六十首

（1）足少阳胆之经

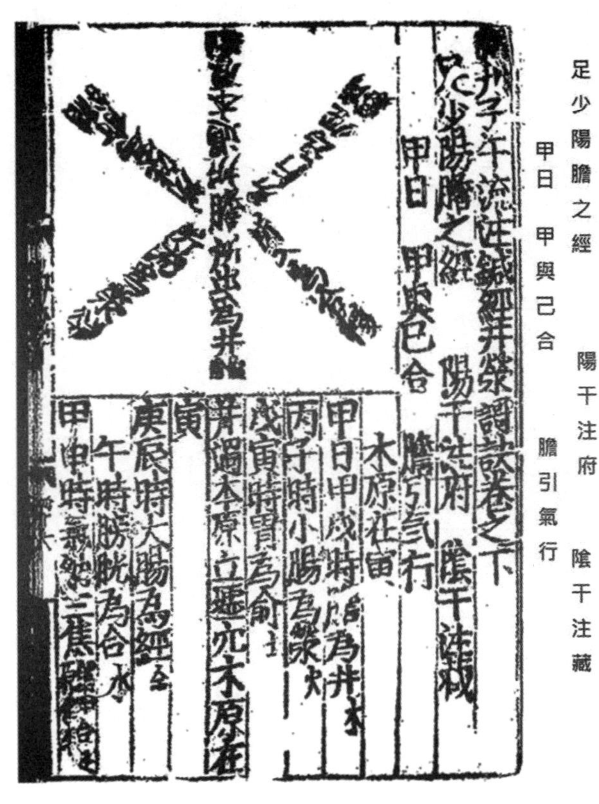
新刊子午流注鍼經井滎歌訣卷之下

足少陽膽之經　陽干注府　陰干注藏

甲日　甲與己合　膽引氣行

木原在寅

甲日甲戌時膽為井　木

丙子時小腸為滎　火

戊寅時胃為俞　土

并過本原立遞穴木原在寅

庚辰時大腸為經　金

午時膀胱為合　水

甲申時氣納三焦

木原在寅

甲日甲戌时胆为井（木）

丙子时小肠为荥（火）

戊寅时胃为俞（土）

并过本原丘墟穴木原在寅

庚辰时大肠为经（金）

□[388]午时膀胱为合（水）

甲申时气纳三焦（谓诸甲合还原化本）

胆	窍阴为井胆中行，胁痛烦热又颐疼， 喉痹舌干并臂痛，一针难步却须行。
小肠	前谷为荥属小肠，喉痹颔肿嗌咽干， 颈项臂痛汗不出，目生翳膜并除康。
胃	陷谷胃俞节后边，腹痛肠鸣痎疟缠， 面目浮肿汗不出，三分针入得获痊。
胆原	丘墟为胆是为原，胷胁满痛疟安缠， 腋肿髀枢腿酸痛，目生翳膜并除痊。
大肠	阳谿为经表腕边，颠狂喜笑鬼神言， 心烦目赤风头痛，热病心惊针下痊。
膀胱	委中合穴膕文中，腰脊沉沉溺失频， 髀枢痛及膝难屈，取其经血使能平。

（表格本为直书，为行文方便改为横书，余下皆如此。）

388　《普济方》、《大全》、《全书》、《大成》皆作“壬”。谨案：各书在五输穴与五行的搭配上皆不尽相同，关于这一点，另有章节讨论，此不赘述。元刻本图中穴名虽多模糊，但可以参考随后的表格。

（2）足厥阴肝之经

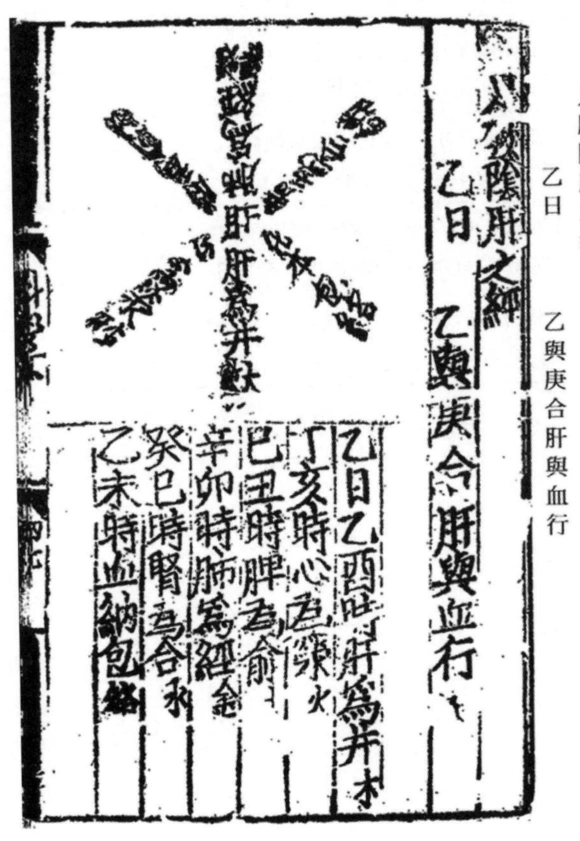
足厥陰肝之經
乙日　乙與庚合肝與血行
乙日乙酉時肝爲井木
丁亥時心爲滎火
己丑時脾爲俞土
辛卯時肺爲經金
癸巳時腎爲合水
乙未時血納包絡

足厥陰肝之經

乙日

乙與庚合肝與血行

乙日乙酉时肝为井（木）

丁亥时心为荥（火）

己丑时脾为俞（土）

辛卯时肺为经（金）

癸巳时肾为合（水）

乙未血纳包络

肝	大敦为井注肝家，心疼腹胀阴汗多， 中热尸厥如死状，血崩脐痛用针加。
心	少府心荥本节中，少气悲忧虚在心， 心痛狂颠实□[389]语，寒热胷中便下针。
脾	太白脾俞骨下分，身热腹胀血便脓， 吐逆霍乱胷中痛[390]，下针一刺得安宁。
肺	经渠肺经□□[391]胷，掌后寸口脉陷中， 热病喘疼[392]心吐逆，禁灸神针有大功。
肾	阴谷肾合膝后分，脚痛难移好用针， 小腹急痛并漏下，小便黄赤建时□[393]。

389 《普济方》作“讝”。

390 “胷中痛”，《普济方》作“心中痛”。

391 《普济方》作“热在”。又“肺经”二字，《普济方》作“脉经”。

392 “热病喘疼”，《普济方》作“热喘病疼”。

393 “建时□”，《普济方》作“遁时寻”。

（3）手太阳小肠之经

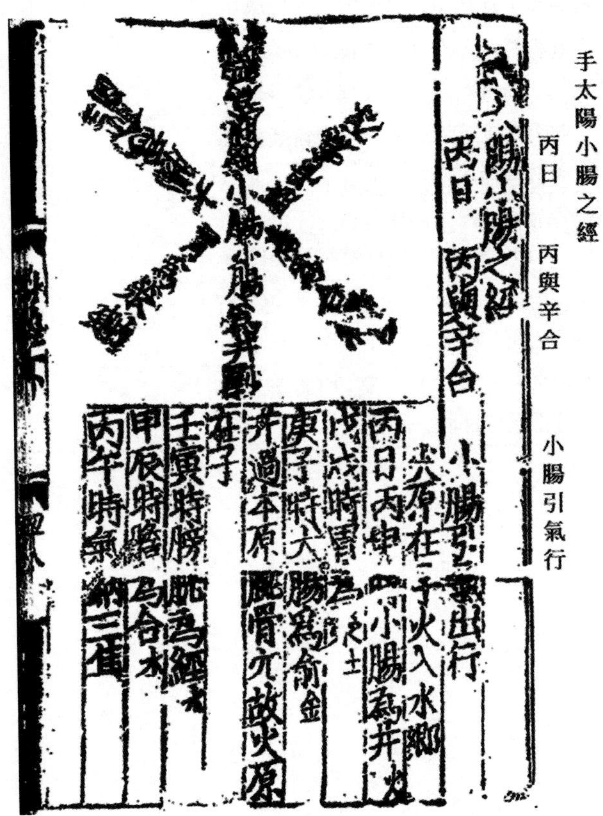

火原在子火入水乡

丙日丙申时小肠为井（火）

戊戌时胃为荥（土）

庚子时大肠为俞（金）

并过本原腕骨穴故火原在子

壬寅时膀胱为经（水）

甲辰时胆为合（木）

丙午时气纳三焦

小肠	少泽元本手太阳，井注□[394]痹舌生疮， 臂痛咳嗽连项急，目生翳膜一针康。
胃	内庭胃荥本陷[395]中，四肢厥逆满腹疼， 口喎牙痛依穴用，使下神针便去根。
大肠	三间为俞本节后，喉痹咽哽齿龋痛， 胷满肠鸣洞泄频，辰焦气端[396]针时定。
小肠	腕骨为原手踝中，热病相连汗出频， 目中泪出兼生翳，偏枯臂举只神针。
膀胱	昆仑为经外后跟，腰疼脚重[397]更难行， 头疼吐逆并腹胀，小儿痫搐一齐针。
胆	阳陵泉穴[398]胆合间，腰伸不举臂风痫， 半身不遂依针刺，膝劳冷痹下[399]针安。

394 《普济方》作“喉”。
395 “陷”，《普济方》作“间”。
396 “辰焦气端”，《普济方》作“唇焦气喘”。
397 “脚重”，《普济方》作“腰重”。
398 “穴”，《普济方》作“血”。
399 “下”，《普济方》作“不”。

（4）手少阴心之经

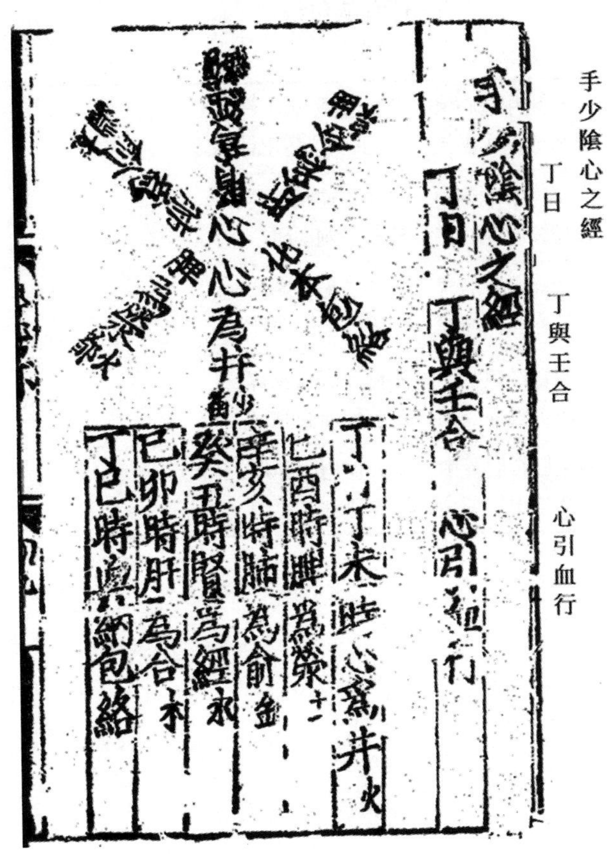

丁□[400]丁未时心为井（火）

己酉时脾为荥（土）

辛亥时肺为俞（金）

癸丑时肾为经（水）

400　《普济方》作“日”。

己[401]卯时肝为合（木）
丁巳时血纳包络

心	少冲为井是心家，热病□[402]满上气多， 虚则悲惊实喜笑，手□□[403]痛用针加。
脾	大都脾荥本节中，热病相连是逆行， 腹满烦闷并吐逆，神针一刺即时宁。
肺	太渊肺俞掌后寻，呕吐咳嗽腹膨膨， 眼目赤筋白翳膜，心疼气上一般针。
肾	复溜肾经鱼肚中，面目䀮䀮喜怒停， 腹内雷鸣并胀满，四肢肿痛刺时灵。
肝	曲泉肝合胕骨中，女人血瘕腹肿疼， 身热喘中气劳病，足疼泄利又便脓。

401 “己”，《普济方》作“乙”。谨案：作“乙”是。

402 《普济方》作“烦”。

403 《普济方》作“挛臂”。

（5）足阳明胃之经

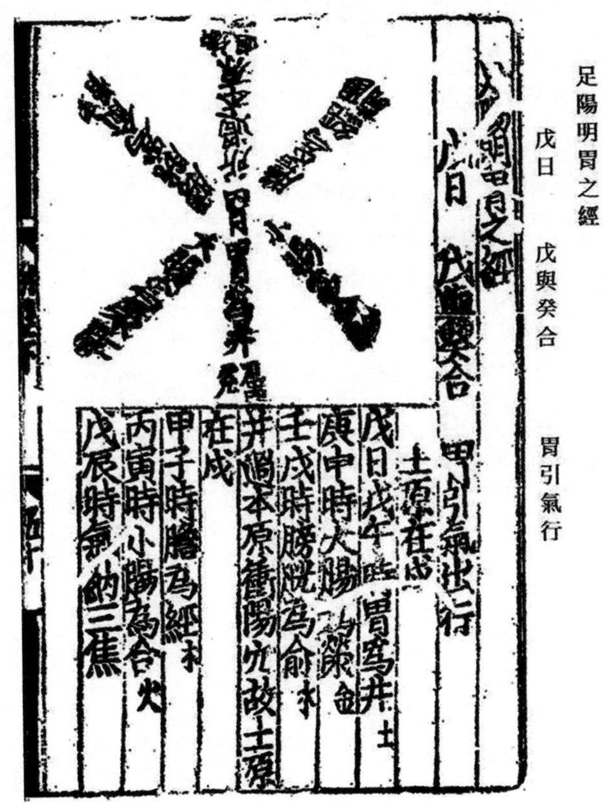

土原在戊

戊日戊午时胃为井（土）

庚申时大肠为荥（金）

壬戌时膀胱为俞（水）

并过本原冲阳穴故土原在戊

甲子时胆为经（木）

丙寅时小肠为合（火）

戊辰时气纳三焦

胃	厉兑为井主胃家[404]，尸厥口噤腹肠滑， 汗病不出如疟状，齿痛喉痹针刺佳。
大肠	二间庚荥本节中，喉痹鼻衄在心惊， 肩背疼时依此用，下针牙痛更无根。
膀胱	束骨壬俞本节中，耳聋项急本穴寻， 恶风目眩并背痛，针之必定有神功。
胃	冲阳为原动脉中，偏风口眼注牙痛， 寒热往来如疟状，建[405]时取効有同神。
胆	阳辅[406]胆经四寸间，筋挛骨痛足肿寒， 风痹不仁依此用，神针一刺不须难。
小肠	小海为合肘上中，寒热□[407]肿项头疼， 四肢无力难举步，建[408]时针刺有神灵。

404 “家”，《普济方》作“象”。
405 “建”，《普济方》作“遁”。
406 “辅”，《普济方》作“甫”。谨案：今作“辅”。
407 《普济方》作“风”。
408 “建”，《普济方》作“遁”。

（6）足太阴脾之经

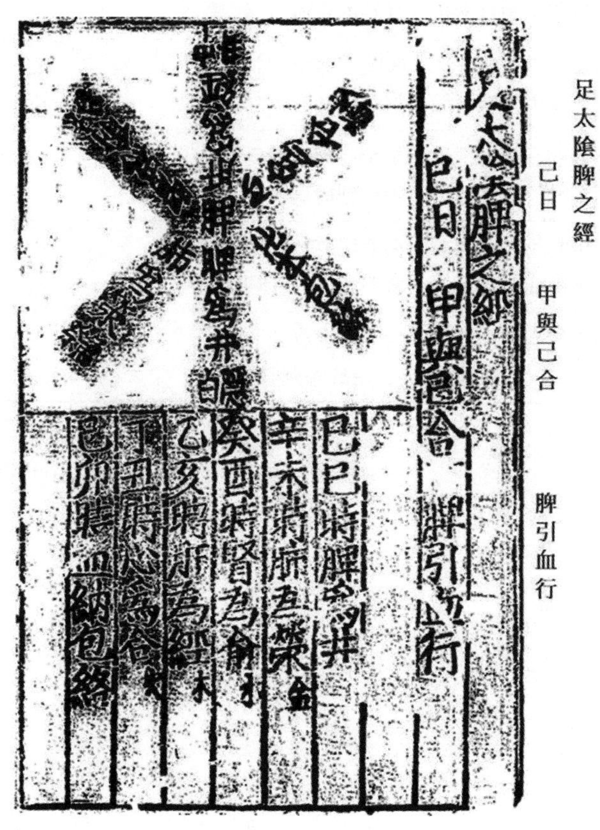
足太陰脾之經
己日　甲與己合　脾引血行
己巳時脾為井土
辛未時肺為滎金
癸酉時腎為俞水
乙亥時肝為經木
丁丑時心為合火
己卯時血納包絡

己巳时脾为井（土）

辛未时肺为荥（金）

癸酉时肾为俞（水）

乙亥时肝为经（木）

丁丑时心为合（火）

己卯时血纳包络。

脾	隐白为井足太阴，腹胀喘满吐交横， 鼻衄滑肠食不化，月经不止血山崩。
肺	鱼际为荥热汗风，咳嗽头痛痹主胷， 目眩少气咽干燥，呕吐同针有大功。
肾	太谿肾俞内踝下，足厥心疼呕吐涎， 咳嗽上气并脉短，神针到后病伏潜。
肝	中封为经内踝前，振寒□[409]疟色苍苍， 脐腹痛时兼足冷，寒疝相缠[410]针下康。
心	少海心合曲节间，齿疼呕逆满胷心， 头头[411]痛时涕与笑，用针一刺管惊人。

409 《普济方》作“痎”。

410 “缠”，《普济方》作“连”。

411 “头头”，《普济方》作“头项”。

（7）手阳明大肠之经

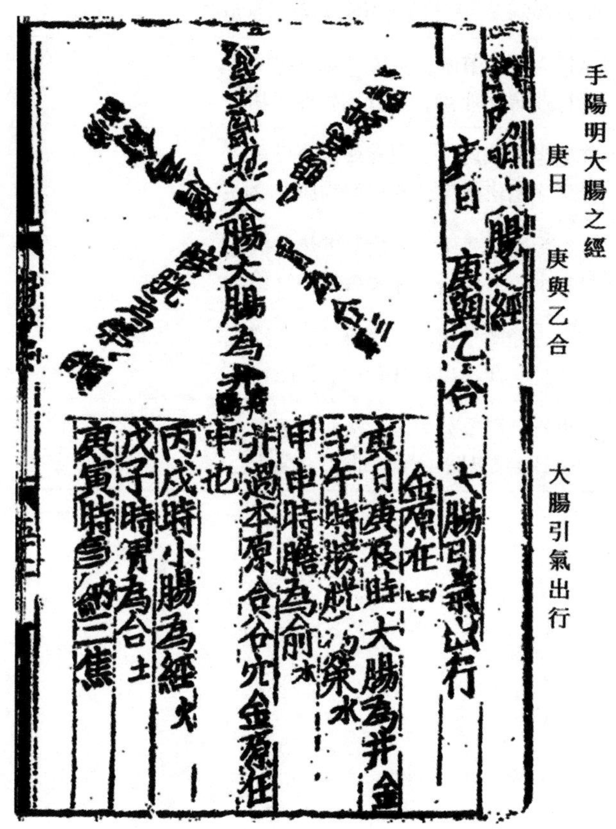

金原在甲

庚日庚辰时大肠为井（金）

壬午时膀胱为荥（水）

甲申时胆为俞（木）

并过本原合谷穴金原在申也

丙戌时小肠为经（火）

戊子时胃为合（土）

庚寅时气纳三焦

大肠	商阳为井大肠中，次指指上气注[412]胷， 喘逆热病[413]并牙痛，耳聋寒热目赤红。
膀胱	通谷为荥本节游，头重[414]鼻衄项筋刺[415]， 目视𥉂𥉂胷胀满，食饮不化即时休。
胆	临泣胆俞节后边，中满缺盆肿项咽， 月事不调依此用，气噎如疟届[416]时安。
大肠	合谷为原歧骨中，痹痿漏下热生风， 目视不明并齿痛，牙关口噤一针功。
小肠	阳谷为经侧[417]腕中，癫疾狂走妄言惊， 热病过时汗不出，耳聋齿痛目眩针。
胃	三里胃合膝下分，诸般疾病一般针， 须去日上如时下，方知世上有名人。[418]

412　“注”，《普济方》作“主”。

413　“热病”，《普济方》作“病热”。

414　“重”，《普济方》作“痛”。

415　“刺”，《普济方》作“收”。

416　“届”，《普济方》作“当”。

417　“侧”，《普济方》作“刺”。

418　“三里胃合膝下分，诸般疾病一般针，须去日上如时下，方知世上有名人。”《普济方》全缺。

(8) 手太阴肺之经

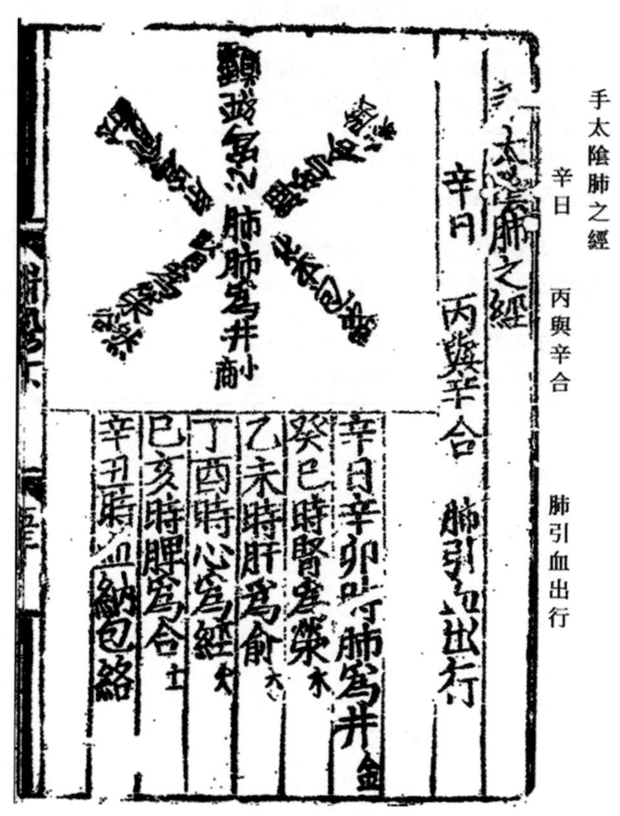

辛日辛卯时肺为井（金）

癸巳时肾为荥（水）

乙未时肝为俞（木）

丁酉时心为经（火）

己亥时脾为合（土）

辛丑时血纳包络

肺	少商肺井注心中，寒热[419]欬逆喘胀冲， 饮食不下咽喉痛，三棱针刺血为功。
肾	然谷肾荥内踝寻，喘呼少气足难行， 小儿脐风并口噤，神针并灸得安宁。
肝	太冲肝俞本节后，腰引少腹小便脓， 淋沥足寒并呕血，漏下女子本中疼。
心	灵道为经掌后真，心痛肘挛悲恐惊， 暴瘖即使难言语，建时到后即宜针。
脾	阴陵泉穴脾之合，腹坚[420]喘逆身难卧， 霍乱疝瘕及腰疼，小便不利针时过。

419 “寒热”，《普济方》作“寒食”。

420 “腹坚”，《普济方》作“腹肾”。

（9）足太阳膀胱之经

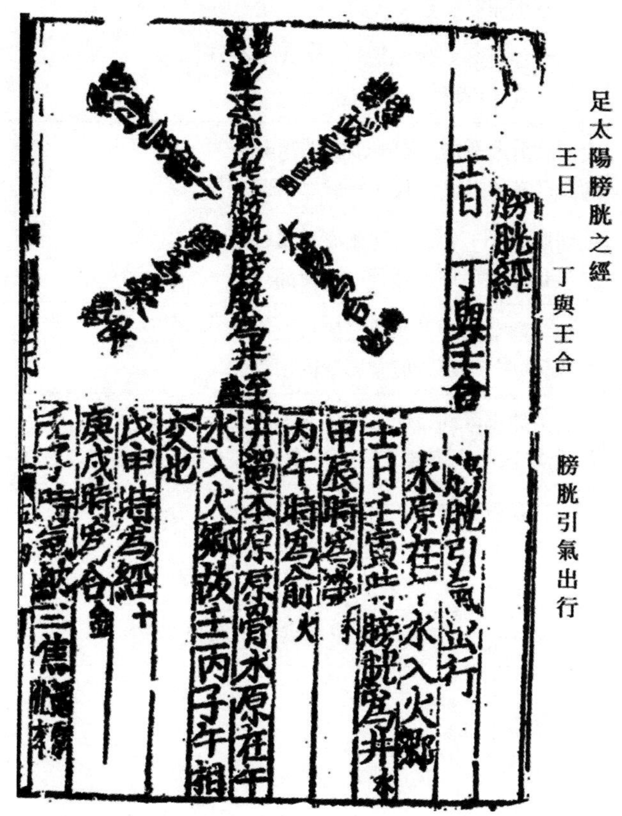

水原在午水入火乡

壬日壬寅时膀胱为井（水）

甲辰时为荥（木）

丙午时为俞（火）

并过本原原骨[421]水原在午水入火乡故壬丙子午相交也

421 “原骨”，《普济方》作“京骨”。谨案：作“京骨”为是。《灵枢·本输》：“京骨，足外侧大骨之下，为原。”

戊申时为经（土）
庚戌时为合（金）
壬子时气纳三焦（还原化本）

膀胱	至阴为井是膀胱，目生翳膜头风狂， 胷□[422]痛时依法用，小便不利热[423]中伤。
胆	侠谿胆荥小节中，胷胁胀满足难行， 寒热目赤颈项痛，耳聋一刺便闻声。
小肠	后谿为俞节陷中，寒热气疟目生筋， 耳聋鼻衄并喉痹，肘臂筋挛同用针。
膀胱	京骨为原肉际间，骱酸膝痛屈伸难， 目眦[424]内赤头颈强，寒疟[425]腰疼针下安。
胃	解谿穴是胃之经，腹胀骱肿脚转筋， 头痛霍乱面□□[426]，大便下重也同针。
大肠	曲池为合肘外□[427]，半身不遂语难言， □[428]中痛急伸[429]无力，喉痹针下也痊然。

422 《普济方》作“胁”。
423 “热”，《普济方》作“寒”。
424 “眦”，《普济方》作“皆”。
425 “疟”，《普济方》作“热”。
426 《普济方》作“浮肿”。
427 《普济方》作“边”。
428 《普济方》作“身”。
429 “伸”，《普济方》作“身”。

（10）手少阳三焦之经

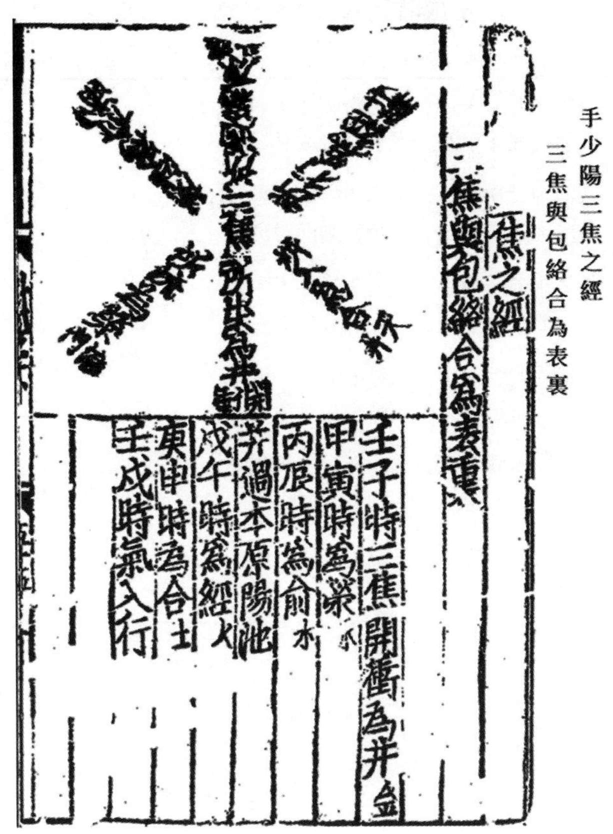

壬子时三焦开冲[430]为井（金）

甲寅时为荥（水）

丙辰时为俞（木）

并过本原阳池

戊午时为经（火）

430　“开冲”，《普济方》作“关冲”。谨案：作“关冲”是。《灵枢·本输》：“关冲者，手小指次指之端也，为井金。”

庚申时为合（土）
壬戌时气入行

金	三焦之井号关冲，目生翳膜注头痛， 臂肘痛攻不能举，喉痹针刺取其灵。
水	液门为荥次[431]陷中，惊悸痫热共头痛， 目赤齿血出不定，三棱针刺即时灵。
木	中渚为俞节后寻，热病头疼耳不闻， 目生翳膜咽喉痛，针入三分时下明。
三焦原	阳池为原腕表中，寒热如疟积心胷， 臂痛身沉难举步，一针当面有神功。
火	支沟为经腕后真，热病臂肘肿[432]兼疼， 霍乱吐时并口噤，下针得气便醒醒。
土	天井为合肘外寻，风痹筋挛及骨疼， □嗽不食并惊悸，心胷气上即时针。[433]

431 “次”，《普济方》作“刺”。

432 “肿”，《普济方》作“痛”。

433 “天井为合肘外寻，风痹筋挛及骨疼，□嗽不食并惊悸，心胷气上即时针。”《普济方》全缺。

（11）手厥阴心主包络

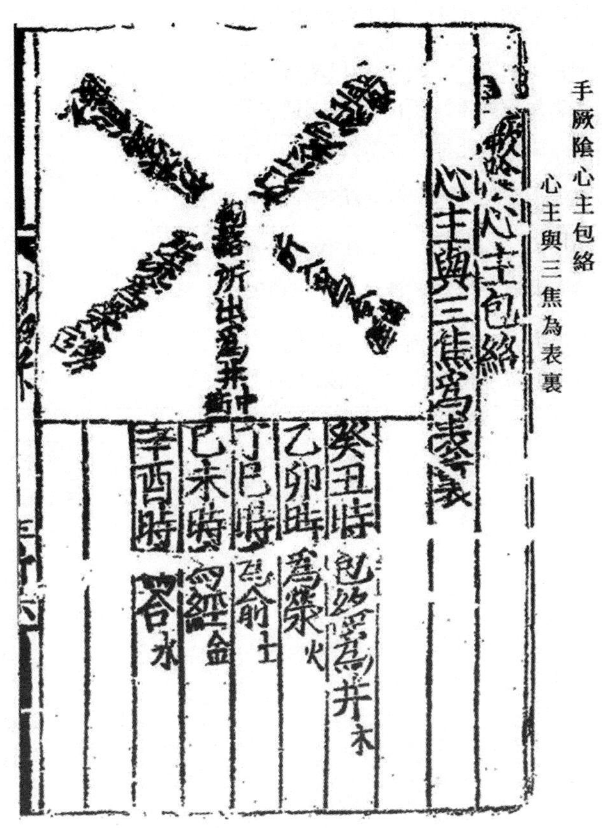

癸丑时包络为井（木）

乙卯时为荥（火）

丁巳时为俞（土）

己未时为经（金）

辛酉时为合（水）

木	中冲为井厥阴心，掌中烦热及头疼， 热病烦闷汗不出，舌强针时得自平。
火	劳宫心荥不[434]掌中，中风挛痹口中腥， 狂笑颠疾[435]同日用，气麄喘逆也须宁[436]。
土	太陵[437]心俞腕后寻，喜笑悲哀气上冲， 目赤小便如赤色，狂言头痛建时中。
金	间使心经掌后间，心痛呕逆恶风寒， 热时咽痛并惊悸，神针邪忤也须安。
水	曲泽为合肘里[438]存，心疼烦闷口干中， 肘臂筋挛多呕血，呼吸阴阳去病[439]根。

434 “不”，《普济方》作“手”。

435 “疾”，《普济方》作“疼”。

436 “喘逆也须宁”，《普济方》作“喘池须不宁”。

437 元刻本、《普济方》皆作“太陵”，今皆作“大陵穴”。

438 “里”，《普济方》作“重”。

439 “病”，《普济方》作“疾”。

（12）足少阴肾之经

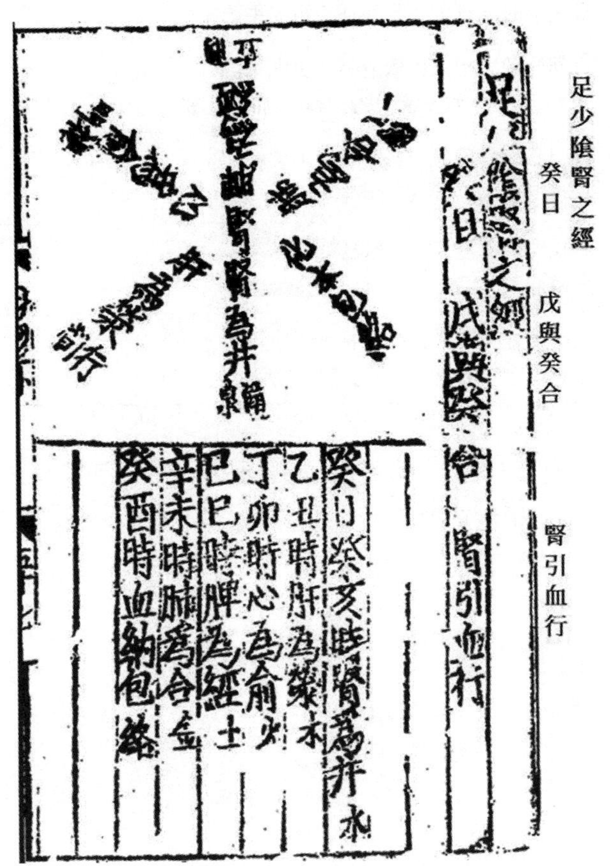
足少陰腎之經
癸日　戊與癸合　腎引血行
癸日癸亥時腎為井水
乙丑時肝為滎木
丁卯時心為俞火
己巳時脾為經土
辛未時肺為合金
癸酉時血納包絡

癸日癸亥时肾为井（水）

乙丑时肝为荥（木）

丁卯时心为俞（火）

己巳时脾为经（土）

辛未时肺为合（金）

癸酉时血纳包络。

肾	涌泉为井肾中寻，大便秘结与心痛， 身热喘时同日刺，足寒逆冷也安平。
肝	行间肝荥大指间，欬逆呕血更咽干。 腰痛心疼[440]如死状，弱[441]难寒疝下针安。
心	神门心俞掌后寻，恶寒心痛不食中。 身热呕血多□[442]病，下针得刺有神功。
脾	商丘脾经踝下寻，腹胀肠鸣痛作声。 身寒逆气并□[443]子，血气轮流此处存。[444]
肺	尺泽肺合在肘中，手挛风痹气冲胷。 咳嗽口舌干喉痛，五子元建[445]法中寻。[446]

五行造化歌

甲犹草木芽初生，乙屈知同离土生。

原因壬癸为胎气，黜成十干五行亨。

---

440 “疼”，《普济方》作“痛”。

441 “弱”，《普济方》作“溺”。

442 《普济方》作“间”。

443 《普济方》作“绝”。

444 谨案：元刻本脾经此段作“商丘脾经踝下寻，腹胀肠鸣痛作声。身寒逆气并□子，血气轮流此处存。”而《普济方》作“身寒逆气并绝子，血气轮流此处存，尺泽肺合在肘中，手挛风痹气冲胷。”尺泽穴属肺经，故“尺泽肺合在肘中，手挛风痹气冲胷”当属肺经文句。《普济方》缺“商丘脾经踝下寻，腹胀肠鸣痛作声”一段，又将属肺经的“尺泽肺合在肘中，手挛风痹气冲胷”误入脾经中与“身寒逆气并绝子，血气轮流此处存”合并。

445 “建”，《普济方》作“遁”。

446 谨案：原属于肺经“尺泽肺合在肘中，手挛风痹气冲胷”一段，《普济方》误入于脾经，故只剩“咳嗽口舌干喉痛，五子元遁法中寻”一段，而缺后两句。

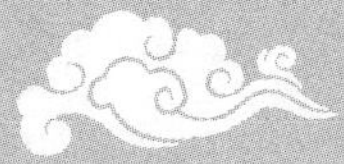

主要参考书目

[1] 承淡安，陈璧琉，徐惜年．子午流注针法．上海 ：上海科学技术出版社，1957 年 9 月

[2] 子午流注针经．（金）阎明广编 ：（元）窦桂芳编《针灸四书》；《中华再造善本》子部金元编，据天一阁博物馆藏元至大刻本影印，北京：北京图书馆出版社，2005 年 8 月

[3] 子午流注针法．（金）阎明广 编著． 李鼎，李磊，校订．上海：上海中医学院出版社，1986 年 7 月

[4] 辜孔进．子午流注学说．海口：海南出版社，1993 年 8 月

[5]（明）徐春甫．古今医统大全（上下册）．北京 ： 人民卫生出版社，1991 年 8 月

[6]（元）王国瑞．扁鹊神应针灸玉龙经．《中国医学大成三编》第 10 册；据《四库全书珍本初集》影印．长沙：岳麓书社，1994 年

[7]（唐）王冰．重广补注黄帝内经素问．《四部丛刊》正编；据上海涵芬楼影印明顾氏翻宋本影印．台北市 ：台湾商务印书馆，民国 68 年

[8]（明）佚名．神农皇帝真传针灸图．郑金生主编《海外回归中医善本古籍丛书》第 12 册．北京：人民卫生出版社，2002 年 4 月

[9]（明）徐凤针灸大全．中医古籍整理丛书．北京：人民卫生出版社，1987 年 4 月

[10]（明）杨继洲．针灸大成．万历辛丑年桂月赵文炳刊本

[11] 刘炳权．针灸子午流注灵龟八法知要．广州：广东科技出版社，1985 年 6 月

[12] 李鼎评注．针灸玉龙经神应经合注．上海：上海科学技术出版社，

1995 年 4 月
[13]（明）高武．针灸聚英．北京：中国中医药出版社，1997 年 3 月
[14]（元）窦桂芳；（元）窦桂芳编《针灸四书》；《中华再造善本》子部金元编．针灸杂说．据天一阁博物馆藏元至大刻本影印．北京：北京图书馆出版社，2005 年 8 月
[15]（唐）孙思邈．备急千金要方．北京：人民卫生出版社，1998 年 6 月
[16]（明）朱棣等．普济方．《文渊阁四库全书》747-761 册．台北市 ：台湾商务印书馆，1986 年 7 月
[17] 郭霭春．黄帝内经素问校注．北京：人民卫生出版社，1992 年 9 月
[18]（宋）史崧 校定．黄帝素问灵枢经．《四部丛刊》正编；据上海涵芬楼藏明赵府居敬堂刊本．台北市 ：台湾商务印书馆，民国 68 年
[19]（明）陈言．杨敬斋针灸全书．万历辛卯仲冬月书林余碧泉刊本
[20] 李海宽．实用子午流注法．广州：广东科技出版社，1985 年 6 月
[21] 郑士钢．实用子午流注针法与灵龟八法手册．郑州：中原农民出版社，2002 年 8 月
[22] 凌耀星．难经校注．北京：人民卫生出版社，1991 年 2 月
[23]（明）王九思辑．难经集注．《四部丛刊正编》第 19 册，据上海涵芬楼景印佚存丛书本影印．民国 68 年
[24]（明）王九思辑．难经集注．柳长华，主编．珍本中医古籍精校丛书．北京：北京科学技术出版社，2016 年 5 月
[25]（元）窦汉卿．窦太师针经．黄龙祥，黄幼民，编．元代珍稀针灸三种．北京：人民卫生出版社，2008 年 1 月
[26] 李宝金． 窦汉卿生平及其学术思想源流考辨． 北京中医药大学硕士论文，2007 年 5 月
[27] 河北医学院．灵枢经校释．北京：人民卫生出版社，1982 年 5 月